【最新增訂版】

男性的隱形殺手

# 攝護腺癌

## 年過40的男人，都該知道的攝護腺問題

新光吳火獅紀念醫院
外科部主任
黃一勝 醫師◎著

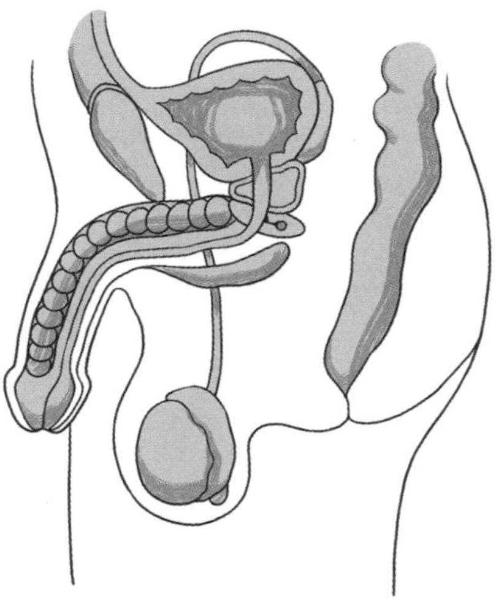

晨星出版

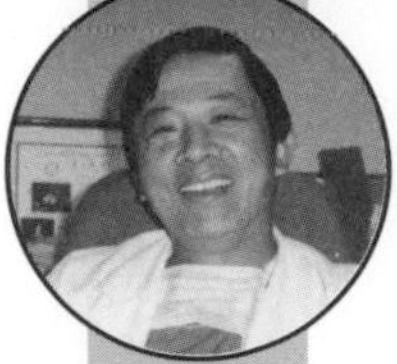

# 再版序

## 精益求精，與時俱進

新光吳火獅紀念醫院 外科部主任
黃一勝醫師

男性的隱形殺手《攝護腺癌》在二〇一五年三月出版後，轉眼已屆四年，這四年中，很多病人拿著書本跟我討論他的病情，期別及治療計劃。大部份的病人都能清楚地、滿意地了解他們的治療是最符合潮流、最理想、最少併發症的治療計劃，原因無它，主要是都符合「攝護腺癌」的內容範疇，令他們非常放心，每次聽到這樣的回饋，我都非常高興和欣慰。

然而這四年來，攝護腺癌的治療方面，又進展了許多，所以最近對病人的說明，單用「攝護腺癌」這本書已經不夠用，只能將最新進展的資料，以iPAD或單張紙本來說明，例如：

「攝護腺癌骨轉移的機率？及治療措施」

「放射治療對所有期別的攝護腺癌都有效嗎？」

「轉移性攝護腺癌是先化療？還是先荷爾蒙治療？」

「轉移性攝護腺癌還可以做根除手術嗎？」

「什麼是第二線荷爾蒙治療？澤珂較好，還是安可坦較好？」

「什麼是攝護腺癌的免疫療法？效果如何？」

以上，諸如此類，病人提出的問題愈來愈多，甚至有直接拿最新文獻來尋求我的看法。

有鑑於此，我深深覺得確實有拓增篇幅納入最新資料的必要。因此在最短時間內，將平常對病人說明的單張，修正剪輯，編寫成一篇篇的參考資料，加入《攝護腺癌》這本書。

例如：傳統的外科根除手術是針對局限性的攝護腺癌（第一期、第二期）最佳的治療方式。由於手術技巧的進步和安全，目前對已轉移的病人（第四期）也能使用。最近幾年，國內外對這些病友的治療成果分析，發現確實有正面的成效，（請見：轉移性攝護腺癌病人，還可以用達文西機器人作根除手術嗎？第96頁）

還有，荷爾蒙治療失效後，使用化學療法，雖有很好的治療效果，只是病友得忍受化療的副作用，包括嘔吐、掉頭髮、身體虛弱無力等。目前有第二代荷爾蒙抑制劑（像澤珂，安可坦）等，可以在化療前、後使用，不但可以降低藥物的副作用，提昇病友的生活品質，並且延長生命。（請見：什麼是轉移性攝護腺癌的第二線荷爾蒙治療？第124頁）

通常第一期、第二期病友，在手術治療後，癌症都能受到良好控制，也沒有尿失禁情況，完全恢復到良好的健康情況。然而此時術後性功能的問題，會慢慢變成重要的人生議題。事實上，在術後立即的勃起功能復健，或術後半年、一年以後的性功能障礙治療都有很好的成效，只要病友有這方面的需求和意願，都可以嘗試看看。（請見：攝護腺癌根除手術後之勃起功能障礙，如何治療？第112頁）

再版的《攝護腺癌》新增十六篇單元，希望對病人、對家屬，以及醫護同儕都能方便運用，更了解當今最新的治療模式。更難能可貴的是我的好友，文藝圈內的才子——郝廣才先生（他的大作之一，「今天」，已再刷逾60次，名震海內外），在審閱這本《攝護腺癌》再版拙作後，慨允為序，更添光彩。

四年來，這本《攝護腺癌》能廣受大家青睞，要感謝晨星出版社，及其編輯製作團隊，精心穿插了許多的圖表、與內文互相印證，讓這本書的可讀性更高。

此次再版，新增篇幅的相關圖表，他們製作得更加生動活潑，導讀功效更佳；在此一併感謝莊雅琦主編及所有編輯伙伴的熱情協助。

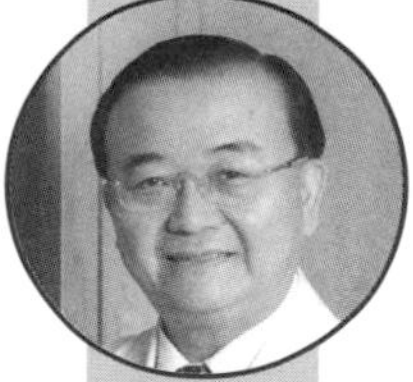

# 推薦序

## 建立正確觀念，避免攝護腺癌的無謂恐懼

前衛生署 署長
新光吳火獅紀念醫院 院長 侯勝茂教授

攝護腺癌是男性常見的癌症，根據二〇一四年衛生福利部的統計，攝護腺癌是國人泌尿道癌症排名第一位，男性惡性腫瘤發生率排名第五名，死亡率排名第七位，而且其排名還在持續上升之中，是男性朋友相當關心的疾病。

攝護腺癌是一個有相當多面相的癌症，因此很容易被混淆的疾病。光是從腫瘤標記的臨床使用及判讀就充滿著學問，當ＰＳＡ高時，有可能是攝護腺癌，但更多是良性攝護腺肥大或攝護腺炎。

而在確定是攝護腺癌時，要不要治療又是一門學問，很多攝護腺癌是進展緩慢的腫瘤，終其一生不會引起嚴重的健康問題，更不會死於攝護腺癌，但也有三分之一的攝護腺癌是進展神速，而且容易骨骼轉移，造成骨頭疼痛、骨折及神經受壓迫的種種合併症，令晚年痛苦不堪。

此外，早期攝護腺癌的攝護腺根除手術是黃金標準的治療之一，但目前的手術方式又何其多，有傳統開腹手術、腹腔鏡手術、達文西機器人輔助手術，甚至冷凍治療等，應該選用那一種？往往都讓病人及家屬困擾不堪，難以決定要選擇哪種治療方式較好。

本院黃一勝教授所編寫的《攝護腺癌：男性的隱形殺手》，就是針對病人與家屬最常見的困擾問題，以他的臨床經驗，參酌最尖端的醫學文獻，本土的資料，及國內、國外醫學上的治療準則，以淺顯易懂，深入淺出的方式，撰寫此書。

我深深覺得他的三篇文章「PSA高就一定是攝護腺癌嗎？」，「早期攝護腺癌可以不治療？」，及「有那些根除性攝護腺切除手術呢？差異為何？」最能打動我的心，也最能及時回答絕大多數病人及家屬的迷惑，相信大家都有同感。

當然，其他部份如荷爾蒙治療、化學治療及預防方面，大家所關注的問題，黃醫師也著墨很深，用非常易懂且實用的文字圖像呈現。相信不僅可以為病患、一般大眾獲得最正確的泌尿道保健知識，也是泌尿科醫師臨床診療、與病人溝通時最佳的必備良書。

黃一勝醫師是新光醫院的泌尿科醫師，他的手術技術精湛，視病猶親，是泌尿科病人最信任的醫師。歷任泌尿科主任、外科部主任，台灣泌尿科醫學會理事長及輔仁大學醫學院教授。黃醫師非常勇於嘗試新事務，尤其是醫療新技術，本院的達文西機器人手臂輔助手術，就是由黃醫師規劃、整合推動的。並於二〇一五年一月十七日在他的擘劃之下，舉辦了一次成功的研討會，對達文西機器手臂輔助手術在攝護腺癌治療，做了一次實務的教育與介紹，讓後輩護同儕們受益良多。

今天，他在臨床、教學、研究之餘，還特別撰寫增訂再版此書，為了提供攝護腺癌的預防、診斷與治療的最新知識，相信能幫助個人及全國男性同胞做好健康管理，及建立正確的觀念，與選擇最合宜的治療，避免對攝護腺癌的無謂恐懼。拜讀之後，樂為之序。

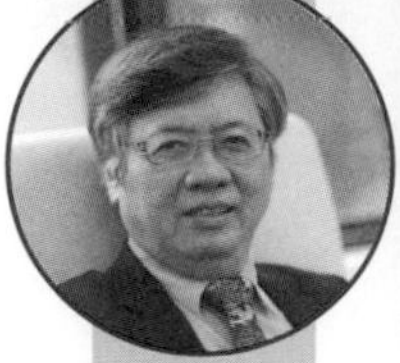

# 推薦序

## 造福患者，攝護腺癌最新衛教

輔仁大學 校長 江漢聲教授

三十年前，我留學德國慕尼黑科技大學，在那裡的泌尿科最多的病人是攝護腺癌，尤其是住院的病人不是開攝護腺根除術，就是切除睪丸，要不然就是化療或癌末期病人，和我在台灣受泌尿科住院醫師訓練所看到的病房景像完全不同，那時候在台大醫院一個月大不了一兩個新病例住院。我們都認為這是種族差異。儘管這是老化的癌症，八十歲以上的男人幾乎三分之一就會長攝護腺癌細胞。

三十年後的今天卻完全不一樣了，台灣攝護腺癌病人數已經攀升到全國第五多的癌症，也許是飲食習慣使種族差異減少，也許是ＰＳＡ的篩檢愈來愈普遍，這也使病人的罹患平均年齡愈來愈年輕，早期病例比率愈來愈高。對於攝護腺癌的治療也日新月異，不但晚期病人不必切除睪丸，早期病人可以機器人手臂做根除手術，對病人術後恢復和生活品質而言，是莫大的福音。一般來說，攝護腺癌是癒後最好的癌症之一，即使發現時已有全身轉移，都還能以荷爾蒙療法和化學療法讓病人有存活五年以上的可能，對老人而言，大部分攝護腺癌病人死因都不是攝護腺癌，就知道它已不是那麼可怕了！

即使如此，攝護腺癌的各種治療在今天還是會使一個男人有性功能障礙或尿失禁的可能，但這種生活品質的改善要靠男性醫學專業的醫師來幫忙，所以攝護腺癌屬於泌尿外科和男性醫學專科要共同面對的疾病。我和本書作者新光醫院外科部黃一勝部長先後擔任台灣這兩個醫學會的理事長，我們曾經一起在這個領域的醫療、教學、研究和社會服務上努力過，我也很佩服黃醫師鍥而不捨，隨時創新的工作動力，最近新光醫院引進機器人手臂開刀，他非常勤奮去學習並精進手術技巧，這本書有部分就是他的成果呈現。

我個人則因行政繁忙，長久以來針對攝護腺癌病人的手術，專注在性功能障礙和尿失禁的重建，我常比喻自己的專長是下水道的「水電工」，因為水管不通、漏水、斷電都是攝護腺癌病人在做任何治療前後的缺憾，也是我最能為他們服務的地方；能讓他們在往後存活中保有尊嚴的社會生活，是現代醫學的另一個重點，和三十年前治療攝護腺癌的思維大異其趣；在本書中也有相當篇幅談到這部份。

希望這本書能嘉惠更多有攝護腺癌的病人，並且得到最完美的現代療癒。

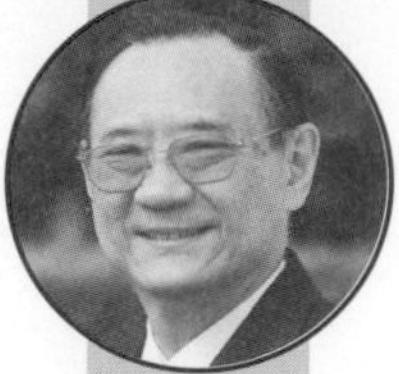

# 推薦序

## 「攝護腺癌診治指南」教科書

前陽明大學 校長 張心湜教授

新光醫院外科部黃一勝主任將他最近完成的《攝護腺癌：男性的隱形殺手》書稿給我看，並請我寫推薦序，我極感榮幸及高興。

黃主任與我相交逾三十年，情同手足，從榮總到新光，我們一同成長。二十多年前新光醫院成立，我是新光董事，他即來新光醫院擔任泌尿科主任，一路把新光醫院泌尿科帶大，成為台灣泌尿科之重鎮，厥功甚偉。

二〇一三年八月，他才剛從台灣泌尿科醫學會理事長卸任，在理事長任內做了不少事，對提升台灣泌尿科水平，貢獻良多。

看完這本書後，最大的感想是黃主任非常用心，他將攝護腺疾病，尤其攝護腺癌的部份，用淺顯易懂的文字寫出來，並搭配輕鬆活潑的插圖，讓讀者很容易瞭解攝護腺疾病的來龍去脈及診治方式。相信病人看過這本書後，經泌尿科醫師再稍加說明，一定可以獲得充份的了解，這對於醫病關係的和諧，非常有助益。

同時，這本書因內容豐富、解說完整，對泌尿科住院醫師的訓練，也很有幫助，把它當作「攝護腺癌診治指南」的教科書，也非常恰當。

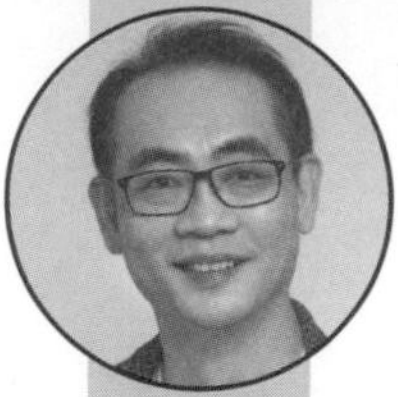

# 推薦序

## 最在意的地方，最關鍵的保養！

格林文化發行人 郝廣才

「燙到怎麼辦？」

「塗醬油就好！」

這是我小時候不知從哪兒聽來的「醫學知識」。

幸好，我從來沒有被燙傷；

幸好，我偶爾被燙到時，身邊沒有醬油。

否則，我可能就毀在這個「亂講」的偏方！

是的，知識就是力量！而知識的反面不是沒知識，而是錯知識！錯誤的醫療保健知識最可怕，它有強大的殺傷力，但偏偏這些「秘方」、「偏方」都在有心人大力的散播下，不明究理的變成「常識」。有心人都不是壞心人，而是出於好心，出於善意，所以傳播力道更大。

過去，在電視上傳，有名有姓，有頭有臉，多少還要負責。現在，在網路世界，就真的假知識滿天飛，而且越假越傳得廣、傳得多，不知道誤害多少人？

有病怎麼辦？當然要看醫生。那沒病呢？要看書，看有關保健的書。吸取正確的知識，來保護自己，如同打疫苗，為自己增加抗體。正確的知識就是一種抗體，要在沒發病前就打進腦中。

攝護腺的健康，直接關係男人的性能力，偏偏這塊男人心裡最在意的地方，反而容易不好意思，諱疾忌醫。常常泌尿方面出現小毛病，以為是小問題。沒有及時求醫，反而耽誤，成了大問題。統計現在五十歲以上的男人，有超過五分之一可能罹患攝護腺疾病（諸如攝護腺癌，良性攝護腺肥大，攝護腺炎），所以我們應在生病前，及早預防，不要鐵齒說：「一定不是我！」才不會生病時說：「怎麼會是我？」。

看醫生，關鍵要找到良醫；看醫療知識的書，當然要看良醫寫的書。

黃一勝大夫是泌尿科的權威，他不只是良醫，更是仁醫。而他在攝護腺的治療，不只是名滿台灣，更享譽國際。

如此德術兼備的良醫，寫的對男人如此重要的書，您怎能不讀？

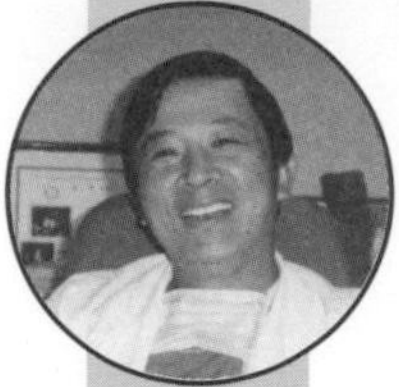

# 前言

## 解答攝護腺癌的困惑，幫助病患戰勝疾病

新光吳火獅紀念醫院 外科部主任
黃一勝醫師

新光醫院自二〇一四年六月建置達文西機器手臂後，目前手術人次已超過70例，從國內外的研究報告中，達文西機器人手臂是最合適、也最令醫師得心應手，它讓病人最滿意的手術就是攝護腺癌根除手術。最近攝護腺癌病人來詢問的非常多，我也非常訝異所問的問題竟是如此的五花八門，無奇不有。因此，思考將各個問題的參考答案收集成冊，編印成書，方便大家使用，這也是寫這本書的原動力。

本書包括四個單元，「攝護腺癌的基礎知識」、「診斷與檢查」、「治療」及「預防與保健」，共48個小節，都是最常被問到的問題，幾乎概括攝護腺癌的所有相關主題。本書以圖文並茂，淺顯易懂的文字，把大家所關心的攝護腺癌的各個層面做了一個說明。

攝護腺癌是國人男性同胞好發第五位的癌症，每年新增的病例，高達四千六百例，死亡人數也有一千二百例，佔第七位。尤其近年來因衛生教育的普及，對健康管理的重視，很多病人來醫院都朗朗上口，要檢查ＰＳＡ（攝護腺特異抗原），也瞭解ＰＳＡ高，即可能罹患攝護腺癌。

因此只要ＰＳＡ一高，心就惶惶不可終日，造成Patient stress anxiety（ＰＳＡ）或Permanent stress anxiety（ＰＳＡ），殊不知ＰＳＡ是攝護腺分泌的特異性蛋白，當良性攝護腺很巨大，攝護腺發炎，甚至曾插過導尿管、長期長時間騎腳踏車，也都可能令ＰＳＡ高起來。所以當ＰＳＡ高的時候，最重要的是要確定並排除其他的可能性（請見診斷與檢查篇〈ＰＳＡ高就一定是攝護腺癌嗎？〉）。

攝護腺癌是一個生長轉移速度相對較緩慢的癌症，所以當診斷出來，要先知道葛理森級別（Gleason score），還要後續檢查全身骨骼掃描及腹腔、骨盆腔磁振照影，以確認期別。當泌尿科醫師建議您的攝護腺癌僅須積極追蹤（active surveillence）時，請不要訝異，因為經過長期追蹤的研究報告，不論國、內外，大家都有共識，那就是低度復發危險的攝護腺癌（即ＰＳＡ小於10，葛理森分數小於等於6，癌瘤仍侷限在包膜內）確實可以積極追縱的，因其預後與手術治療、放射線電療其實都相差不多！

攝護腺的治療，因人而異。除了年齡需考量之外，也會因期別而異，例如早期可手術、放射治療；中期（第三期）可放射治療、冷凍治療；末期（第四期）以賀爾蒙治療、化學治療為主。所以需先跟泌尿科醫師或腫瘤專家討論，再選擇最適合的治療方式。對於早期侷限性攝護腺癌，其中一個標準療法就是根除性手術，過去有開放性傳統手術，傷口大，術後傷口較疼痛；而腹腔鏡手術屬微創手術，傷口小，住院天數短，唯需特別訓練的醫師才能做。

最近10年來，機器人手臂輔助手術被應用於攝護腺癌根除手術，由於此設備有3D立體影像，仿人手腕的靈活度，放大10～12倍的視野，因此手術更精細，對性神經的保留、術後禁尿的功能更理想。因此在國內、內外都是最受歡迎的手術方式。只是機器人手臂是輔助工具，實際運用還是需要泌尿科醫師來操作。

在歐美地區攝護腺癌比亞洲地區的發生率高出許多，被確定與遺傳跟飲食息息相關。因此，預防與保健就顯得相當重要。定期健康檢查絕不可少，50歲以上男性建議一年檢查一次PSA，如果家族史有人罹患攝護腺癌，更需提早至40～45歲開始。

此外，規律的生活、加強運動，避免攝取過多紅肉、脂肪都是預防的重點，建議國人在日常生活中就要養成良好的習慣。

此書能夠榮獲新光醫院院長侯勝茂教授及兩位泌尿科前輩，以及前陽明大學校長張心湜教授與輔仁大學校長江漢聲教授的審閱、斧正，並撰文推薦，增添無限光彩。晨星出版社「健康生活醫學組」主編莊雅琦小姐的殷切邀約及編輯團隊的精心設計，逐字校對，更讓此書增添不少可讀性，在此一併致謝。

## 第1章 攝護腺癌基礎知識

## 第2章 檢查與診斷

## 第3章 治療

## 第4章 預防和保健

# 第 1 章

# 攝護腺癌基礎知識

# 你了解攝護腺嗎？

攝護腺又稱為前列腺，位於骨盆腔裡，它主要的功能是分泌和儲存攝護腺液，也是男性製造精液的主要生殖器官。而攝護腺液本身含有抗菌因子，可以保護尿道，與精子混合後則成為精液。

攝護腺從體表看不見也摸不到，處於膀胱的下方、直腸的前方，周圍有尿道和影響控制排尿和性功能的神經。攝護腺只有栗子般大小，因為前方有恥骨，所以通常無法摸到攝護腺，醫師只能以戴手套加潤滑劑的手指伸入體內觸診，因此幾乎都是靠肛門觸診來檢查攝護腺。

攝護腺和括約肌是尿液的控制閥，讓我們身體中的尿液可以從膀胱進入尿道，也控制尿液不要失禁；此外，射精時，攝護腺所分泌的精液會進到尿道中，而且攝護腺和膀胱出口則會緊閉，因此能掌控精液向前射出的方向。

## 攝護腺在哪裡？

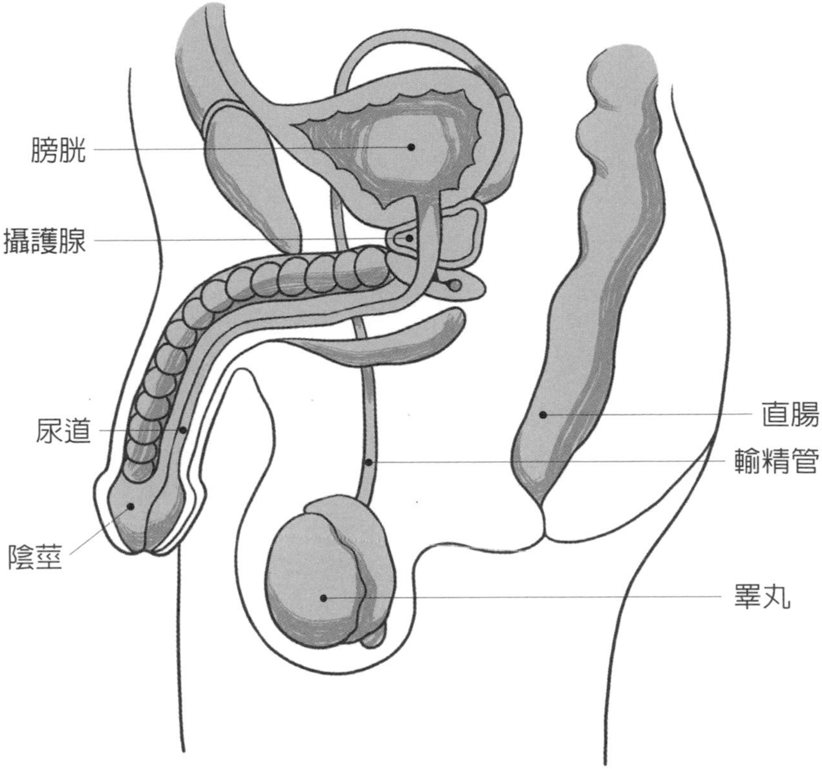


▲ 攝護腺是男性生殖系統中，最重要的器官之一，掌管尿液的排出和精液的分泌與射精方向。一個健康的成年男性，其攝護腺的大小和栗子一般，位於膀胱的下方，但從體表無法看出。

# 您的攝護腺健康嗎？

並非所有的男性在攝護腺變肥大（Benign Prostatic Hyperplasia，BPH）的時候都會出現討厭的症狀；如果您已經超過50歲，請定期找您的醫師檢查您的攝護腺狀況，這點非常重要，因爲BPH常發生於50歲以上的男性。

接下來的八個問卷是由美國泌尿科醫學會（American Urological Association，AUA）所擬訂的，可以用來評估可能因罹患BPH而發生排尿障礙的男性，這些問題已被全世界公認爲正式的症狀評估工具。現在，請回答這些問題，這可以幫助您與您的醫生評估您攝護腺的健康狀況。

國際評論委員會（International Consensus Committee，ICC）已經獲得世界衛生組織（WHO）的支持，並同意採用美國泌尿科醫學會所制訂的症狀式評估法，也被視爲世界性的官方評估方法，用以對前列腺病患的病情評估。國際前列腺症狀評分（I-PSS）方式，就是由患者根據有關泌尿系統症狀的八個問卷所作出的回答而給予評分的。每一個問卷，都有五個答案來表示患者症狀的嚴重性。

## 攝護腺的主要功能

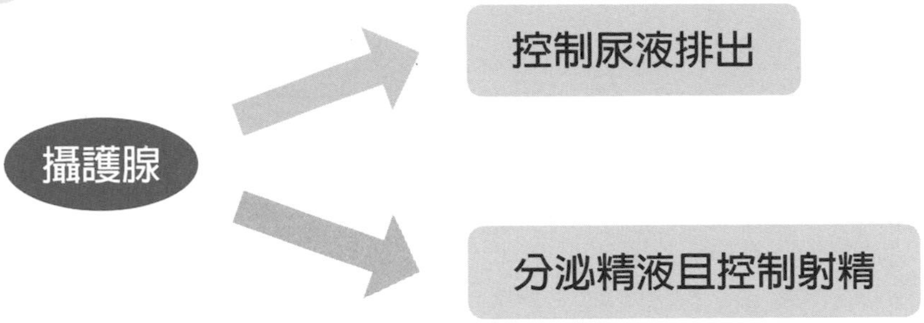


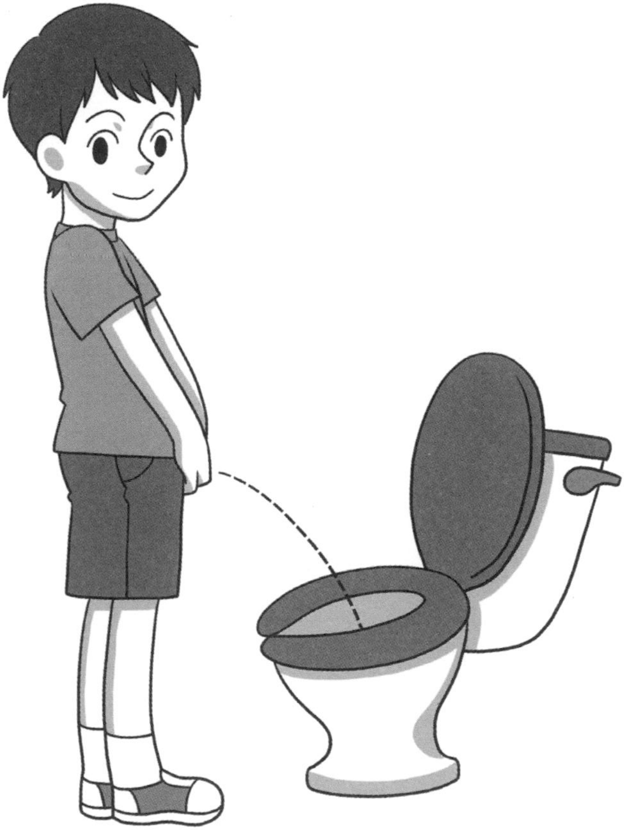

| 大約有半數的小便次數 | 半數以上的小便次數 | 差不多經常如此 | 患者症狀的評分 |
|---|---|---|---|
| 3 | 4 | 5 | |
| 3 | 4 | 5 | |
| 3 | 4 | 5 | |
| 3 | 4 | 5 | |
| 3 | 4 | 5 | |
| 3 | 4 | 5 | |
| 三次 | 四次 | 五次以上 | |
| 3 | 4 | 5 | |
| | | | |
| | | | |
| 苦樂參半 | 大部份是不滿意 | 不快樂的 | 非常悲慘 |
| 3 | 4 | 5 | 6 |

## 國際前列腺症狀評分表（I-PSS）

答案以 0 ～ 5 的計分法來計算。所以總得分由 0 ～ 35 分（無症狀以至嚴重症狀）。

攝護腺肥大症狀評估表

| | 五次小便中，少於一次有此情況 | 少於半數的小便次數中，有此情況 | 少於半數的小便次數中，有此情況 |
|---|---|---|---|
| 1. 膀胱不能完全排盡尿液：在過去一個月中，每當您小便完的時候，您感覺到膀胱裡的尿液並未完全排盡的次數是？ | 0 | 1 | 2 |
| 2. 排尿的次數：在過去一個月中，每當您小便完的兩小時內，您又頻頻想小便的次數是？ | 0 | 1 | 2 |
| 3. 間歇尿症狀：在過去一個月中，當您在小便的時候，您發現您的小便斷斷續續的次數是？ | 0 | 1 | 2 |
| 4. 尿急的症狀：在過去一個月中，您覺得無法憋尿的次數是？ | 0 | 1 | 2 |
| 5. 排尿無力的症狀：在過去一個月中，您覺得排尿無力尿流甚弱的次數是？ | 0 | 1 | 2 |
| 6. 逼尿的症狀：在過一個月中，您覺得在開始排尿時必須用力逼尿才能排出的次數是？ | 0 | 1 | 2 |
| | 沒有 | 一次 | 二次 |
| 7. 夜尿症：在過去一個月中，由您開始上床直至早上睡醒時您為了小便要起床的次數是？ | 0 | 1 | 2 |
| 症狀計分的總評分＝ | | | |
| 因泌尿系統疾病的症狀而影響生活的素質 | | | |
| | 歡愉的 | 喜悅的 | 大部份仍滿意 |
| 8. 您目前泌尿系統的症狀使您對您生活的品質感到？ | 0 | 1 | 2 |

生活的素質評分＝

## 攝護腺容易發生哪些疾病？

攝護腺位於膀胱下方，一旦發生問題，很容易就會影響膀胱功能。而其常見的疾病有以下五項，其中以攝護腺肥大的發生率最高：

(1)良性攝護腺肥大

(2)攝護腺癌（惡性腫瘤）

(3)急性攝護腺炎

(4)慢性攝護腺炎

(5)攝護腺結石

青春期以前，因攝護腺的體積小，也極少發病，但進入青壯年以後，因為性功能和性活動增加，使攝護腺反覆充血，因而容易罹患感染性疾病，而且引發急、慢性攝護腺炎的機率也會隨之增高。一旦罹患急、慢性攝護腺炎，患者就會出現頻尿、尿急、尿痛等尿路刺激症狀，有時尿完後還會有白色粘液流出，甚至偶爾出現射精後疼痛、血精、早洩和陽痿等症狀。雖然攝護腺炎本身沒有嚴重的併發症，但伴隨而來的性功能障礙及生殖障礙，卻經常會引起患者的精神負擔。

進入50歲之後，睪丸功能退化，男性荷爾蒙分泌降低，攝護腺炎的發病率也會跟著下降，但取而代之的是攝護腺肥大（良性攝護腺增生症，簡稱BPH）的發病率卻提高了。根據衛生福利部資料統計，50歲以上的男性有超過半數都有排尿方面的問題，60歲開始增加到70％，80歲以上則高達90％。

攝護腺肥大的患者剛開始只是頻尿、尿急的症狀逐漸加重，夜間排尿次數也跟著增加，但隨後會出現有殘餘尿液和排尿困難的症狀。

因爲膀胱內尿液滯留，容易引起細菌感染，引發膀胱結石。若是攝護腺過去曾經發炎，在發炎的部位常會留下疤痕，導致攝護腺鈣化，鈣化又阻塞了攝護腺的腺管，誘發攝護腺感染，從而加速攝護腺鈣化和結石的形成。通常攝護腺鈣化是不用處理的，只有在鈣化或結石造成攝護腺濃瘍時，才需以手術方式取出結石。

至於攝護腺炎也是常見的疾病，一般大都是由於細菌感染、不正常的收縮及小便的回流所造成。

攝護腺炎的種類有：

(1)急性攝護腺炎

(2)慢性細菌攝護腺炎

(3)慢性非細菌攝護腺炎

(4)攝護腺疼痛。

以上四種，各有不同的發病症狀。

急性攝護腺炎，會有發冷、發燒、攝護腺劇痛、排尿困難、頻尿、全身關節痠痛等症狀，而血尿及尿道分泌物也會出現，醫師通常進行肛門指診時可發現發熱及劇痛的攝護腺。

慢性細菌性攝護腺炎及慢性非細菌性攝護腺炎的症狀很類似，患者會有頻尿、尿急、會陰痛、小腹痛、鼠蹊部痛、反覆尿路感染及射精後局部痠痛。而且檢察攝護腺液時，皆可發現白血球偏高，但在慢性細菌攝護腺炎則可培養出有細菌成長。

而攝護腺疼痛則是有攝護腺炎的症狀，但尿液及攝護腺液檢查卻爲正常現象。

## 攝護腺疾病常出現的症狀

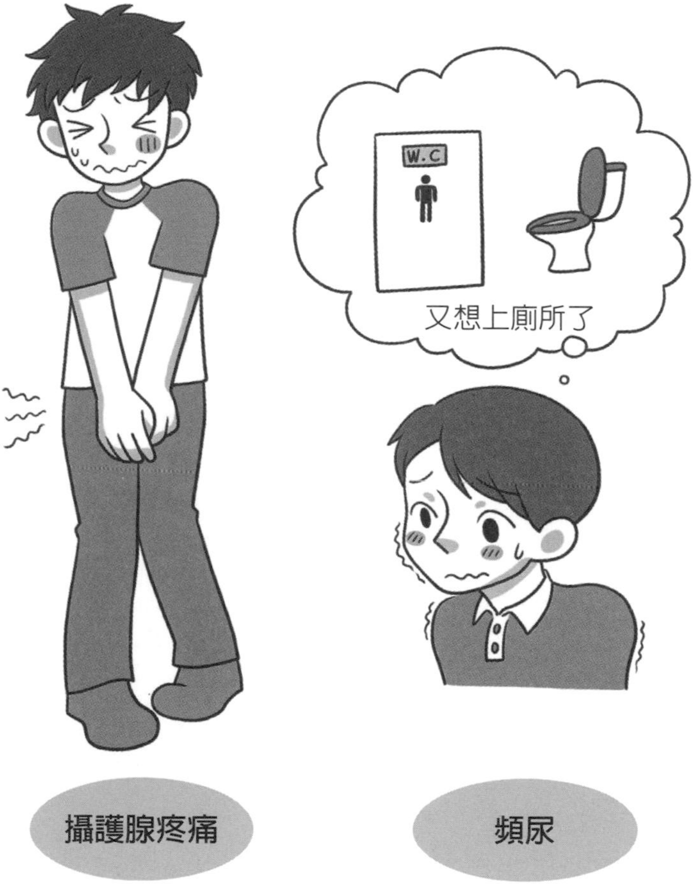


▲ 攝護腺疾病發生問題時，最容易引起膀胱系統異常。因此患者常會有「攝護腺疼痛」、「頻尿」等現象。

# 良性攝護腺肥大的成因和症狀有哪些？

有90％的男人年過40歲，就會出現攝護腺腫大的現象，這稱之爲良性攝護腺肥大，主要是因爲尿道周圍的攝護腺組織增生，壓迫到膀胱及尿道。這種疾病通常發生在中老年人身上，也無特定的危險因子或高危險群，一般認爲和體內的男性荷爾蒙不平衡有關。

攝護腺的大小和臨床症狀並非呈正相關，而是當攝護腺持續腫大，壓迫到它所包圍的尿道時，才會出現臨床症狀。例如：

(1)小便必須等一會才能解出來，甚至有時1～2分鐘還解不出來。

(2)尿流變細且微弱無力，有時小便會中斷，要分好幾次才能解完，還會出現尿解不乾淨和滴尿等症狀。

(3)攝護腺腫大壓迫尿道後，膀胱爲了讓排出的尿液通過受擠壓而縮小的尿道，必須更用力的工作。因此，膀胱壁會增厚且變得很敏感，易受刺激，即使膀胱內只有少量的尿液，也會增加收縮的次數，造成頻尿、夜尿和急尿，甚至會出現小便時疼痛的症狀。

## 正常的攝護腺與良性攝護腺肥大

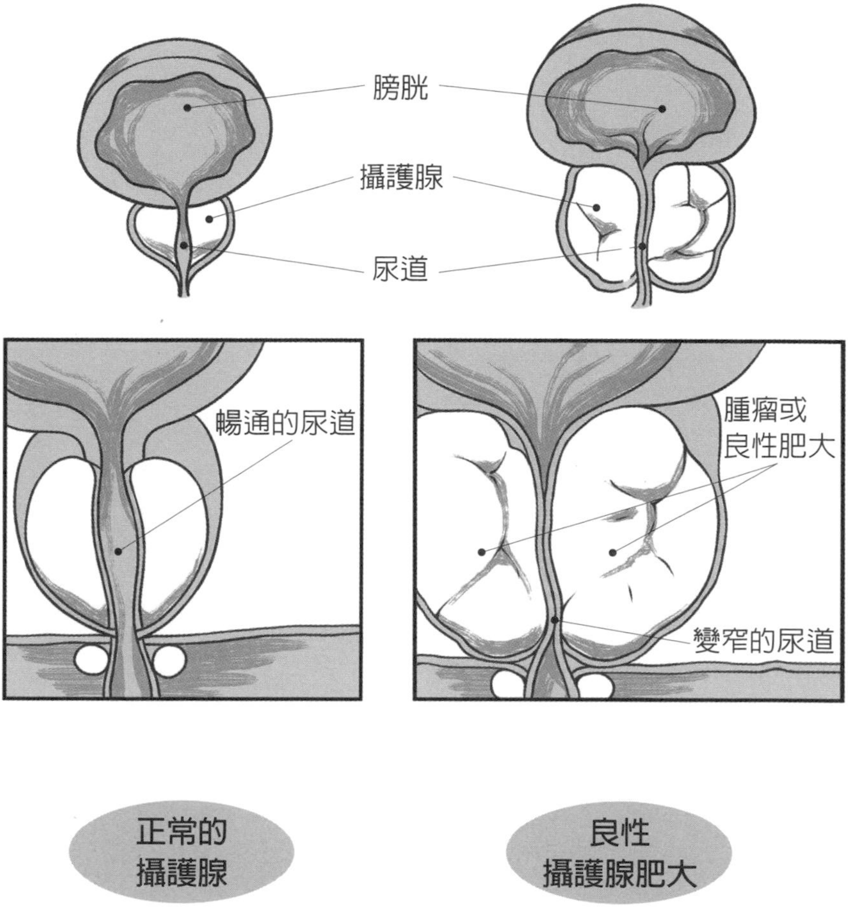


▲ 良性攝護腺肥大的病因主要為尿道周圍旁的攝護腺組織增生，導致尿道變得狹窄，而影響到尿液的排出。

# 什麼是攝護腺癌？

攝護腺不僅有良性攝護腺肥大、攝護腺炎和攝護腺鈣化、結石的疾病，攝護腺內的腺體也會增生。如果增生的細胞是惡性的，那就是攝護腺癌。攝護腺癌一開始只是長在攝護腺內，漸漸地可能侵犯攝護腺周圍的組織，像是攝護腺的周邊區域（通常是比較靠近直腸的那一塊區域），而這些惡性細胞還會隨著血流、淋巴轉移到身體其他部位。

早期的攝護腺癌幾乎沒有症狀，或跟良性攝護腺肥大的症狀一樣，出現頻尿、夜尿、尿急、尿流細小、尿道疼痛和血尿等症狀。但若是出現骨骼疼痛、腰背疼痛、貧血等症狀，則可能是攝護腺癌轉移到骨骼了。

攝護腺癌是男性最常見的癌症之一，在歐美男性身上十分常見，國人發生率雖不像歐美地區人士高，但近年來發生率急劇上升，以國內發生人數最多的前十大癌症來說，依序為大腸癌、肝癌、肺癌、乳癌、口腔癌、攝護腺癌、胃癌、皮膚癌、子宮體癌、子宮頸癌。發生率上升的四個主要癌症為大腸癌、乳癌、子宮體癌、攝護腺癌，目前是男性第五位最常見癌症。

男性在40歲以後就有發生攝護腺癌的可能，而且隨著年齡的增加，罹患攝護腺癌的風險也會日漸增加。

因此，攝護腺炎、攝護腺肥大和攝護腺癌成了熟男最常見的三種問題。尤其是近年來大量肉食、高熱量食物、脂肪攝取過多、少纖維蔬果、肥胖、缺乏運動、空氣污染、過度壓力等問題，讓攝護腺癌發生率的排名逐漸上升。雖然人種的差異、基因的遺傳也是影響攝護腺的危險因子。但隨著年齡結構逐漸老化、西化飲食和生活方式變遷，攝護腺癌也成了國內男性常見的癌症之一。

## 攝護腺癌的位置

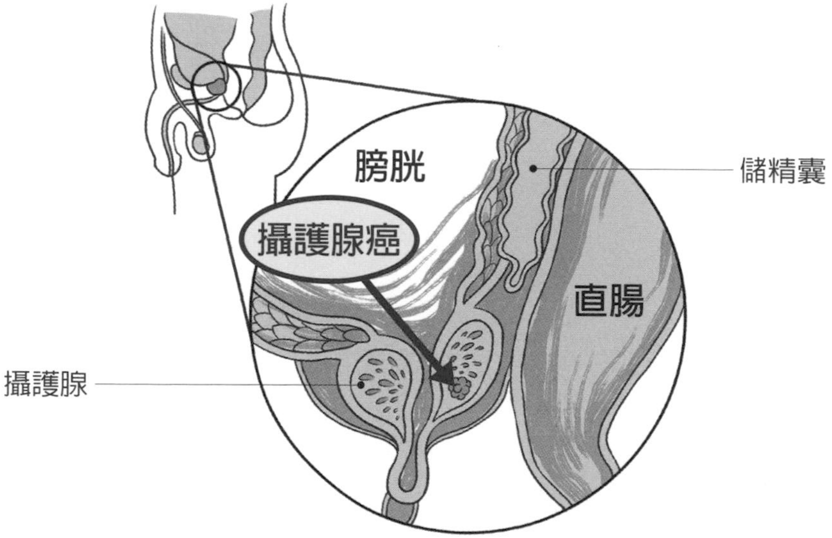

# 攝護腺癌的危險因子有哪些？

攝護腺癌的發生原因目前仍然不明，從過去的研究顯示可能和病患的年紀、種族、遺傳、荷爾蒙、飲食習慣、環境因素和感染因素有關。

- 年齡因素：攝護腺癌很少發生在30歲以下的男性，但是隨著年齡增加，發生率也會遞增，通常好發於60歲以上。
- 種族因素：歐美人士的攝護腺癌的發生率一直居高不下，其中又以非洲裔最高，而亞洲地區則普遍較低。
- 遺傳因素：若父親或兄弟有攝護腺癌，那麼罹患的機率就高於其他人2～3倍。
- 荷爾蒙因素：攝護腺癌細胞依賴男性荷爾蒙生長，男性荷爾蒙分泌量越大，罹患攝護腺癌的機會也會相對提高。
- 飲食習慣：研究顯示高脂肪飲食與抽菸會增加攝護腺癌的機率。
- 環境因素：受環境中的鎘汙染，在紡織廠、肥料廠、皮革廠工作者罹患攝護腺癌的機率較高。

- 感染因素：長期攝護腺感染發炎者，可能和長期、慢性的細菌或病毒的感染有關。

此外，患有攝護腺高級別上皮內瘤變（high grade PIN）的男性，其攝護腺癌的發生率明顯升高。高級別上皮內瘤變是一種癌前病變，它在顯微鏡下呈現細胞生長形態異常，雖不屬於癌的一種，但往往提示攝護腺癌的存在，只是尚未檢測出。

### 攝護腺癌的危險因子

- 中高年齡層
- 長期細菌／病毒感染
- 家庭遺傳
- 男性荷爾蒙分泌高
- 高脂肪飲食
- 美、非裔發生率高
- 生活環境汙染
- 抽菸

▲ 攝護腺癌的危險因子可大約分為八項，雖然發生的原因尚無法完全確定，但從過去的研究可看出些許端倪，故應防範上述這些因素。

# 攝護腺癌會遺傳或傳染嗎？

目前全世界沒有一份研究報告指出癌症具有傳染性。因此攝護腺癌並不具傳染性。癌症不會經由接吻、性交及口交等性接觸傳染，攝護腺癌細胞不會從一個人身上經由性接觸直接傳染到性伴侶身上。所以在大部分的情況下，性生活與癌症是無關的，即使治療後繼續從事性生活，也不會加速病情的惡化。

目前認爲絕大部分的癌症與暴露在環境中的致癌物質有關，而某些癌症與病毒有關，但這些病毒亦非由癌症病人傳染而來。癌細胞本身絕不會由病人直接傳染給周遭的人。病毒感染引發的癌症包括，如Ｂ肝病毒致肝癌，人類乳突病毒（ＨＰＶ）造成子宮頸癌；研究者推測，異嗜性鼠類白血腫瘤相關病毒（ＸＭＲＶ）若眞是攝護腺癌的成因，其致病機轉可能與ＨＰＶ類似，即先引發攝護腺慢性發炎，最終導致癌症。

至於遺傳方面，有研究顯示，患有攝護腺癌病患的兄弟或父子罹患此疾病的機會比沒有相關家族史的人高。雖然目前尚未有證據可以指出攝護腺癌會遺傳，但如果家族中只有一人罹患攝護腺癌，也許不用過度焦慮；但如果兩、三個人都有攝護腺癌，可能要懷疑有家族關係。另外，如果家族中有好幾人得大腸直腸癌、乳癌、攝護腺癌這幾類比較相關的癌症，也要懷疑可能有家族病史。

遺傳性攝護腺癌是指特定的致病基因由父親遺傳給兒子，或由外祖父遺傳給母親，再由母親遺傳給兒子。通常，擁有這種顯性致病基因的男性後代約有半數會患攝護腺癌，而且有不少人在55歲之前發病。因此父親、兄弟或外祖父、舅舅和表兄弟有遺傳性攝護腺癌，患者的一等親罹患攝護腺癌的機率是普通人的8倍，而且發病年齡越早、以父輩攝護腺癌人數越多，風險越大。因此若屬遺傳性或家族性攝護腺的高風險者應該每年複檢PSA和直腸指診。

## 遺傳性與傳染性疾病的差異

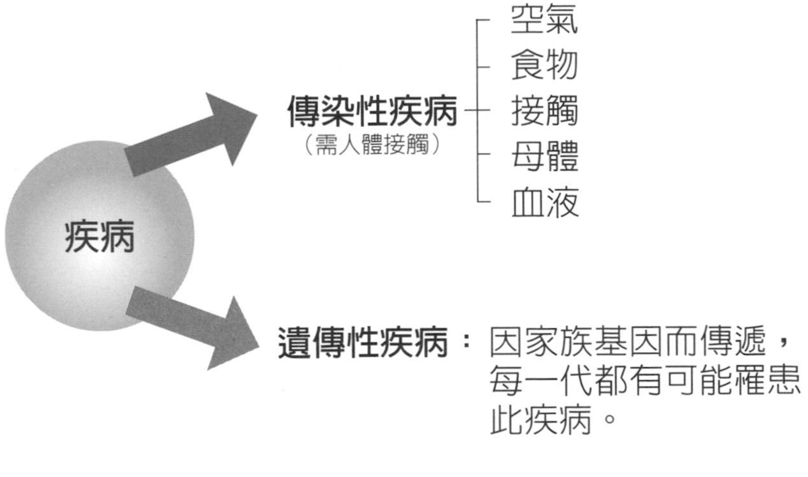

# 攝護腺肥大，罹癌的機率就高嗎？

良性攝護腺肥大就是俗稱的攝護腺增生，所謂增生指的是因細胞數目增加，而不是細胞變大，而這些細胞是「良性的」並非癌細胞。良性攝護腺肥大是大多數男性必須面對的老化現象：早期的症狀可能有小便變細、變慢、小便困難、尿流中斷、需要等一下子，或腹部稍微用力才解得出尿。後來老覺得解不乾淨、很用力才解得出尿來、小便次數增多（頻尿）、晚上睡覺時則頻頻上廁所（夜尿）、急迫時衝到廁所又解不太出來或僅尿一點點（急尿），甚至有時候還來不及到達廁所就失禁而尿濕褲子（急迫性尿失禁）或完全解不出來。

這是因爲男性年紀越來越大，攝護腺對於男性荷爾蒙的感受性也會變得越來越高，因而出現組織增生腺體肥厚的現象。當攝護腺變大，就可能刺激到膀胱，因而出現頻尿、急尿、夜尿的症狀；同時也可能阻塞尿道，造成尿流變細、解尿困難、解不乾淨、解尿斷斷續續等問題。一般來說，在40～50歲年紀的男性中，就有約20％的人有攝護腺肥大的症狀，到了50～60歲時提高到5成，80歲以上則超過90％。

## 攝護腺癌的成因

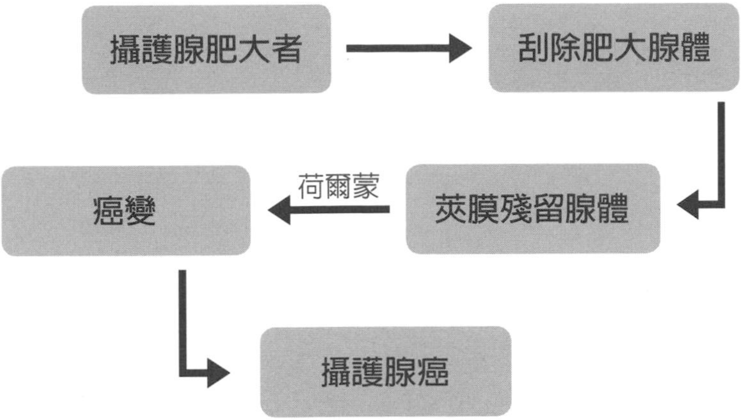


▲ 臨床上有許多案例顯示，進行過良性攝護腺肥大手術後的患者，多數有癌變的可能。基本上攝護腺肥大與攝護腺癌並沒有絕對的關係，但兩種的病症較為類似。

## 癌與攝護腺肥大的差異

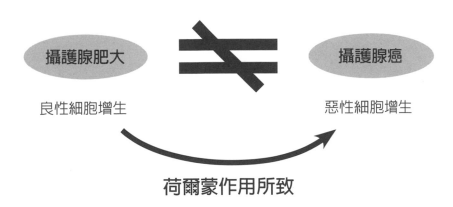

攝護腺肥大雖非致命的現象，但若忽略不管，可能會引發一些嚴重的泌尿道問題，如膀胱結石、膀胱憩室、膀胱發炎、血尿等症狀，甚至膀胱如果長期處於脹滿的狀態下，還會引發腎臟阻塞性水腫，進而影響腎臟功能。

攝護腺癌的成因則是因爲腺體內的惡性細胞增生所造成，有70％的攝護腺癌是發生在攝護腺的邊緣區域，也就是比較靠近直腸的那一部分，其餘的30％則發生在腺體的移形區或中心區域。所以90％的攝護腺癌都屬於腺癌，並非攝護腺肥大轉變成惡性的攝護腺癌。

雖然早期攝護腺癌在排尿方面的症狀與良性攝護腺肥大幾乎難以區別，但攝護腺肥大與攝護腺癌「完全沒有關係，只是同時出現在同一個器官而已！」

然而，臨床上有許多施行過良性攝護腺肥大手術後，仍罹患攝護腺癌的病例，但這並不代表攝護腺肥大的患者較易罹患攝護腺癌，只是因爲目前的攝護腺手術，只是刮除肥大的腺體（主要在移形區與中心區），攝護腺的莢膜依然存在，而莢膜上（即爲邊緣區）殘存的攝護腺，隨著時間在荷爾蒙的作用下，仍會持續肥大，甚至有癌變的可能。

## 良性攝護腺肥大的症狀

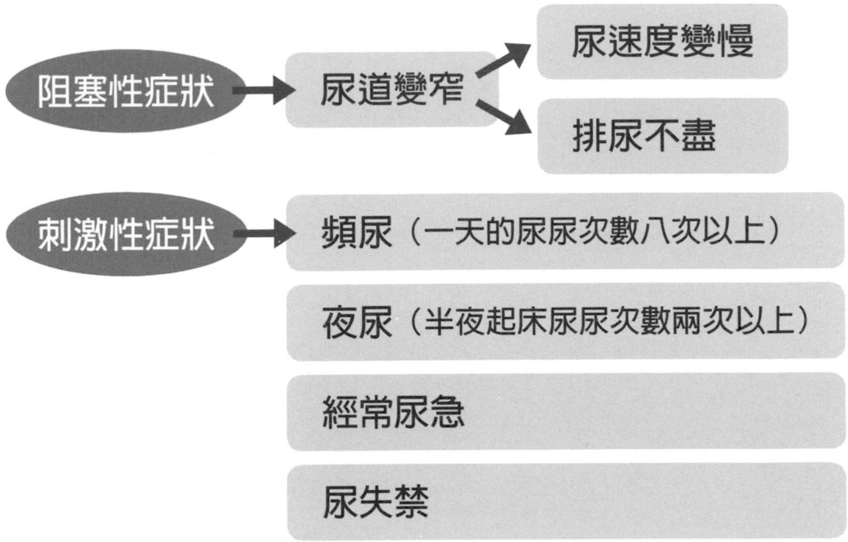


▲ 攝護腺肥大是否須進行手術治療，醫師會針對病患的病情或生活狀況來進行評估。

## 攝護腺肥大治療

| 建議 | 藥物 | | 手術 | |
|---|---|---|---|---|
| | α 阻斷劑 | 5α 還原酶抑制劑 | 刮除手術 | 雷射手術 |
| 主要功用 | 1. 鬆弛攝護腺<br>2. 鬆弛膀胱頸內肌肉張力 | 利用荷爾蒙抑制攝護腺增生 | 以電刀切除攝護腺 | 以雷射切除、汽化攝護腺 |
| 療效 | 即時解緩症狀 | 縮小攝護腺體積 | 直接解除阻塞的問題 | 解除阻塞的問題，出血少、回復快、較安全 |

▲ 無論是哪種治療方式，醫師與病患間的溝通是相當重要的。

# 攝護腺炎和攝護腺癌有關係嗎？

攝護腺炎是男性泌尿科門診患者中常見的症狀，通常是因爲細菌感染、不正常的收縮及小便回流至攝護腺體所造成的。

若是急性攝護腺炎，患者會有發冷、發燒、攝護腺劇痛、排尿困難、頻尿、全身關節痠痛等症狀，有時也會出現血尿及尿道分泌物。若是慢性攝護腺炎，患者除了會有頻尿、尿急、會陰痛、小腹痛、鼠蹊部痛、反覆尿路感染及射精後局部痠痛等症狀，在做攝護腺液的檢查時，白血球也會有偏高的現象。

一般來說，30～50歲中壯年最常發生攝護腺炎，因爲這個年紀工作壓力大，有些人爲了工作經常憋尿，作息時間不固定，日夜顛倒，長期熬夜，或者睡眠品質差，導致泌尿道感染或免疫力下降，因此引發攝護腺發炎；或者也可能與性行爲感染或攝護腺鈣化結石有關。

攝護腺炎好發於年輕人身上，大部分爲慢性非細菌性攝護腺炎，僅少部分爲細菌性攝護腺炎；慢性非細菌性攝護腺炎的發病機制仍不清楚。

雖然攝護腺癌的發病機制目前仍不清楚，但可能與年齡、荷爾蒙、食物和環境有關。

攝護腺癌早期通常沒有任何病癥，就算有症狀，也可能和良性攝護腺肥大症狀相似，容易讓人忽略而錯過最佳治療時機。但有很多事實證明它與雄性激素有非常密切的關係。

另外，截至目前爲此，並沒有任何證據顯示攝護腺炎會轉化爲攝護腺癌。

## 攝護腺炎患者的營養策略

| 策略 | 原因 |
|---|---|
| 限制攝取脂肪 | 高脂肪食物對人體有許多危害，且容易引起其他疾病，因此應將每日的脂肪攝取量控制在總熱量的 20% 或以下。 |
| 禁止辛辣刺激的食物 | 辛辣食物容易使攝護腺充血腫脹，進而影響排尿，造成攝護腺炎的症狀加重。 |
| 多喝水，促進代謝排尿 | 尿液有助於攝護腺分泌物的排出，也能預防重複感染的危機。 |
| 適量補充硒與鋅 | 根據統計，攝護腺疾病患者的血液中較缺乏硒與鋅等微量礦物質。這兩類礦物質有助於預防腫瘤的萌生，並調節攝護腺的運作代謝。 |
| 適量補充維他命 C、E | 維他命 C、E 具有抗氧化的功能，有助於調節攝護腺炎的不適症狀。 |

第 2 章

# 檢查與診斷

# 哪些人更容易罹患攝護腺癌？

攝護腺癌是危害男性健康的惡性腫瘤之一，而且發病率日益升高，根據研究顯示，年紀越大，罹患攝護腺癌的機率也越大。攝護腺癌病例有75%的人是年紀大於65歲，而小於60歲的病例只占7%，可說是老年人的疾病。目前台灣地區男性平均壽命約76歲，而發生攝護腺癌的平均歲數是73歲。

● 高脂肪飲食者：高脂肪的飲食已被證實會提高攝護腺癌的發生率，常吃高脂肪食物的人發生攝護腺癌的機會是一般人的1.8倍，過去國人飲食中攝取的脂肪含量約15～20%，現在卻已高達40%以上，飲食西化、吃得太油，也使國人罹患攝護腺癌的機率大為增加。

● 有家族病史的人：若一等親為攝護腺癌患者，其發生攝護腺癌的機會是一般人的2～4倍，若有2個或3個一等親為攝護腺癌患者，危險度將分別升高5倍及11倍。另外，有家族史的病人通常發生的年齡會降低至40～60歲。

● 處於污染環境中：重金屬的污染以及不平衡的代謝也是因素之一，例如鎘的污染或缺少鋅，也可能與攝護腺癌有關，像是橡膠和紡織工人、印刷工、油繪工等職業的暴露，都要特別注意。

荷爾蒙是另一個危險因素，男性攝護腺的生長和雄性素有很大的關係。臨床針對攝護腺癌的高危險群試驗，發現服用荷爾蒙的人未來罹患攝護腺癌的機會比沒服用的人高。

## 哪些人容易患攝護腺癌？

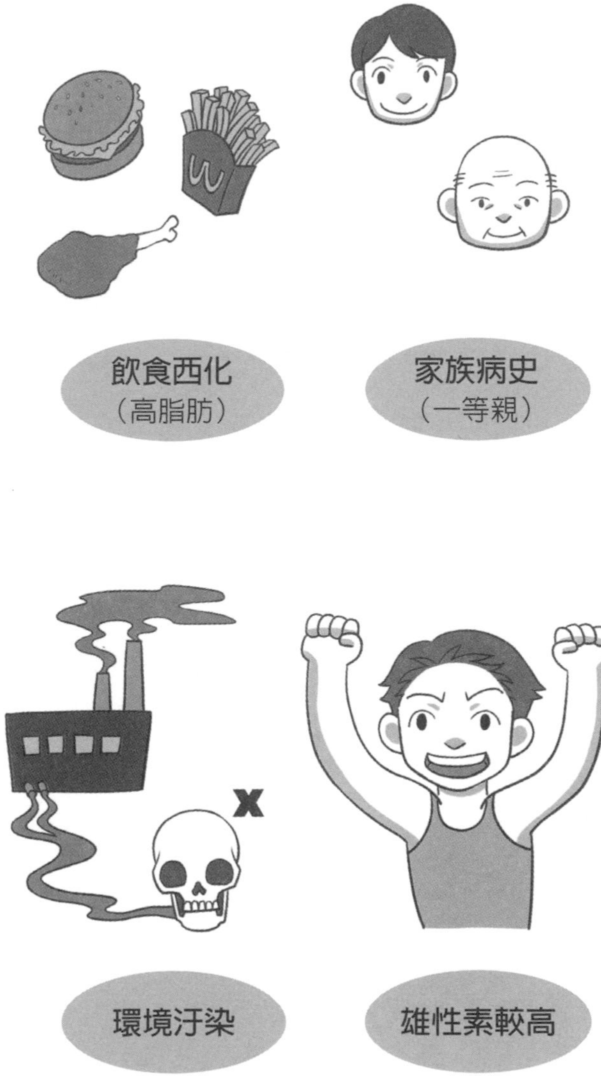
飲食西化
（高脂肪）
家族病史
（一等親）
環境汙染
雄性素較高

# 攝護腺癌會出現哪些預兆和症狀？

攝護腺癌多生長在攝護腺的邊緣區，因爲生長的位置特殊，加上成長時間較爲緩慢，因此早期攝護腺癌幾乎是沒有任何症狀的。

攝護腺癌最常發生的症狀有：

(1)頻尿，尤其是晚上。

(2)排尿困難，無法憋尿。

(3)尿量變少，出現間斷的現象。

(4)排尿時有疼痛感或灼熱感。

(5)射精時疼痛。

(6)血尿或精液中帶血。

(7)下背部、臀部或大腿上半部會有經常性的疼痛或僵硬感。

一般來說，攝護腺癌一開始出現的症狀和良性攝護腺肥大症狀差不多，包括尿急、排尿時排不出來、尿流變細、尿完後滴尿、尿流斷斷續續、膀胱無法排空的感覺、夜尿等。不過在抽血檢驗時，PSA值會較高，醫生在做肛內指診時也會發現攝護腺有異常改變。而且要注意的是，一旦出現症狀時，通常攝護腺癌已經屬於較晚期了。

晚期攝護腺癌患者除了有上述症狀外，還可能出現疲勞、體重減輕、全身疼痛、貧血的狀況。一旦癌細胞轉移至骨頭時，還可能有持續性疼痛或間歇性疼痛的症狀，且骨質明顯變脆，甚至發生骨折。如果轉移至淋巴結，則會出現淋巴結明顯腫大，甚至壓迫到血管。

## 早期攝護腺癌有哪些症狀？

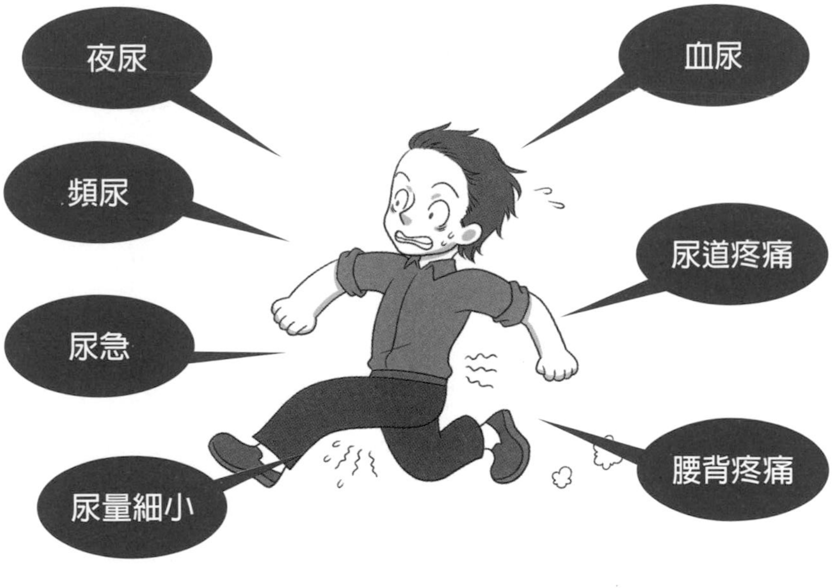
夜尿
血尿
頻尿
尿道疼痛
尿急
腰背疼痛
尿量細小

▲ 攝護腺癌的症狀與良性攝護腺肥大的症狀類似，因此容易被忽略。若出現泌尿系統有異常的症狀，請及早就醫，釐清病情。

# 如何進行攝護腺癌篩檢？

血清攝護腺特異抗原（PSA）檢查是目前醫師篩檢早期攝護腺癌的重要工具，可用於篩檢、診斷、腫瘤的分期和治療效果的追蹤。PSA是從攝護腺組織中分泌出來的一種特異性蛋白質，這種在人體其他細胞中幾乎沒有的蛋白質，主要的功用是幫助男性的精液液化。罹患攝護腺癌、良性攝護腺肥大、攝護腺感染、年齡增長的男性、近期曾做過膀胱鏡檢查或導尿等，血液中的PSA值也都可能會升高。也就是說良性攝護腺疾病（包括攝護腺肥大、攝護腺發炎）可能會使PSA上升。臨床上以4 ng／ml爲PSA的正常上限值，如果檢查超過4 ng／ml，可以和泌尿科醫師做進一步討論。

目前醫院常用的攝護腺篩檢方法，包括下列幾種方式：血清攝護腺特異抗原（PSA）檢查、肛內指診、超音波檢查。

肛內指診是由醫師用手指探入肛門直腸觸摸攝護腺，靠著醫師手指的觸感與經驗，藉以了解攝護腺的狀況，若有問題還能評估病灶的大小與範圍。不過對於早期而且無法觸摸到的腫瘤，肛內指診是無法檢查出來的。

直腸超音波掃瞄（Transrectal Ultrasound，TRUS）可診斷出約60%的攝護腺癌。這個方法是以一個會發出和接收高頻率音波的超音波小探測器，伸入直腸，在發出的音波遇到攝護腺體會反彈，經接收將訊號轉成影像。音波在癌的部位會產生和正常組織不一樣的反彈訊號，而操作者的技術、裝備的品質也會直接影響到TRUS的準確度。單就TRUS檢測並不足夠篩檢出攝護腺癌，但醫生發現在直腸指診或特異性抗原檢測爲疑似攝護腺癌患者時，這時TRUS檢測就非常有用。TRUS也用於引導攝護腺體不正常部位的組織切片，與估計攝護腺體體積來作爲特異性抗原（PSA）濃度的計算、以及植入式放射治療的定位。

## 常見的攝護腺篩檢方法

PSA → 檢查攝護腺分泌的特異性蛋白質

超音波檢查 → 透過小探測器深入直腸檢查

肛內指診 → 醫生以手指進入肛內檢查

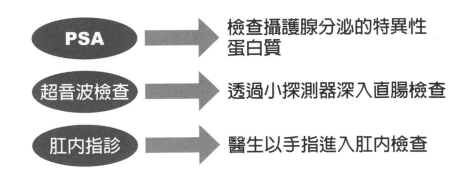

## 如何確診是攝護腺癌？

肛內指診與攝護腺特異抗原檢測，可以篩檢出可能罹患攝護腺癌的患者，但診斷率的高低仍在於醫師的經驗與技術。

攝護腺肛內指診指的是由醫師帶上手套，塗上潤滑劑，將手指伸入患者肛門，再觸及直腸做攝護腺的檢查，醫師可以透過肛內指診了解攝護腺的大小、形態，並且感覺攝護腺是否有硬塊或結節的現象。

肛內指診雖然只能檢查攝護腺的背面，但有75％～85％的攝護腺癌都發生在這個區域，只要用肛內指診就可以初步檢查出患者的攝護腺是否有腫瘤。若有腫瘤，醫師會建議患者再進一步做病理切片檢查。

肛門指診相當依賴檢查者的經驗，而且經常必須靠檢查者的主觀判斷，因此最好是由泌尿科醫師來執行，自摸檢查誤差率很大，現在分科很細，就連其他科別的醫師，可能都摸不出來，即使是有經驗的醫師，肛門指診仍有32～38％的誤差率。

若肛內指診正常，但PSA比較高時，醫師通常也會建議患者再進一步做攝護腺

## 肛內指診示意圖

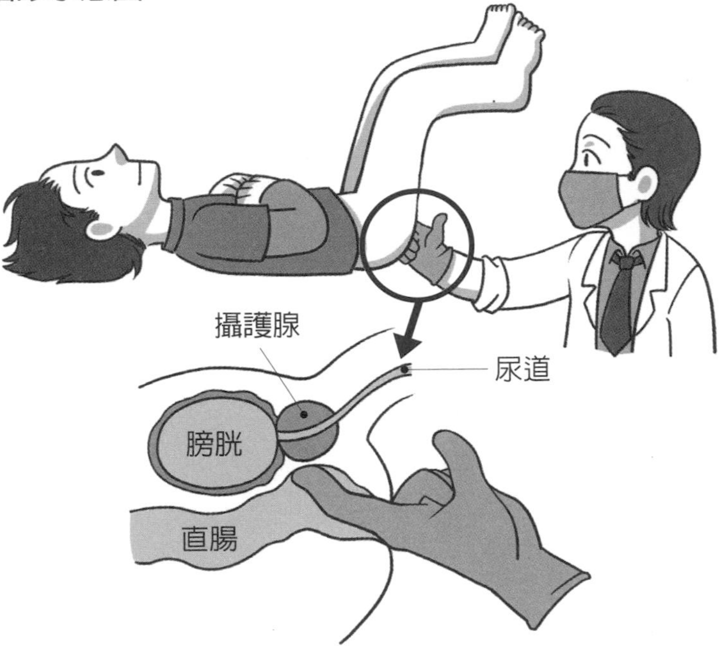


## PSA 正常參考值

| 年齡 | PSA 值 |
|---|---|
| 40 ～ 50 歲 | 0 ～ 2.5ng/ml |
| 50 ～ 60 歲 | 0 ～ 3.5ng/ml |
| 60 ～ 70 歲 | 0 ～ 4.5ng/ml |
| 70 ～ 80 歲 | 0 ～ 6.5ng/ml |
| ＊ 50 歲以上的男性須定期檢查 | |

切片檢查，如果這樣的檢查結果確定有癌細胞的存在，下一步就是訂出臨床癌症的期別，再依各期別的狀況來做出最適當的治療。

肛門攝護腺超音波，是將超音波探頭放入直腸內。使用攝護腺超音波可以檢查攝護腺的體積及組織是否均勻、鈣化程度等，也可以協助醫師判斷患者是否有攝護腺癌的存在。並且透過攝護腺超音波的導引，找到有問題的部位，從6到12個不同部位，用針取出一小部分攝護腺組織檢體，送到檢驗室做詳細的檢驗。

## 攝護腺篩檢與確診方法

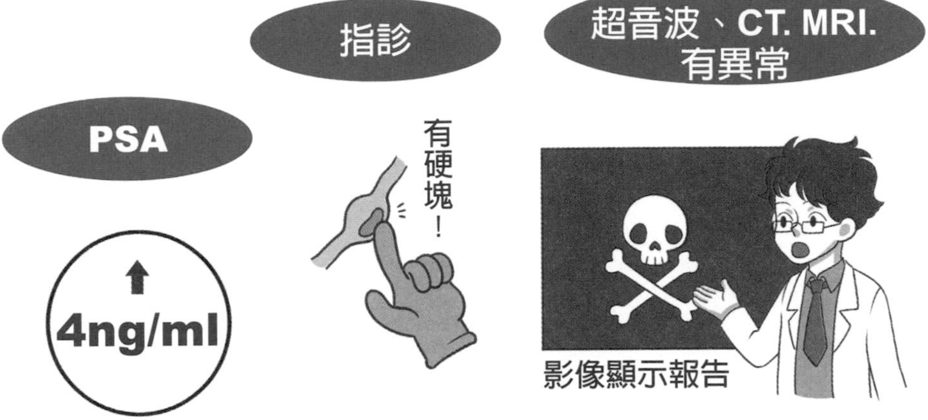


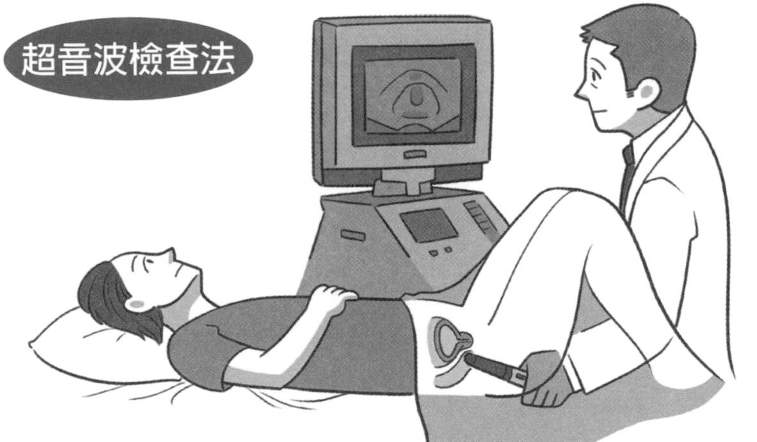


▲ 攝護腺篩檢若有異常狀態時，會出現 PSA（血清抗原檢查）高於 4ng/ml、指診有硬塊、超音波有異常回聲與電腦斷層、磁核照影異常等現象。

# 什麼是攝護腺穿刺切片檢查？

檢驗攝護腺特異抗原的方法有很多種，一般都把ＰＳＡ的標準值訂在４ng／ml，若是檢驗值超過這個數值就要做進一步的檢查，包括更仔細的指診和超音波檢查。若只是輕微上升，而且指診和超音波檢查也無法分辨是良性增生或惡性腫瘤時，加測游離型攝護腺特異抗原也可以幫忙做進一步的鑑別診斷。通常游離型攝護腺特異抗原對全值攝護腺特異抗原的比值越高時，良性增生的可能性就越大，比值越低時，癌症可能性越高。但有些攝護腺癌細胞不合成或不分泌攝護腺特異抗原到血液中，所以並不是所有攝護腺癌病患的血清攝護腺特異抗原濃度都會上升，因此這些病人就得仰賴肛內指診或超音波檢查才有早期診斷出癌症的機會。

當篩檢出ＰＳＡ比較高且超過４ng／ml者，同時肛內指診發現攝護腺有質地堅硬的結節，或攝護腺超音波檢查有異常回聲的結節，或電腦斷層（ＣＴ）、核磁共振掃描（ＭＲＴ）等影像學檢查顯示攝護腺異常者，都應該進一步做攝護腺穿刺切片檢查。

攝護腺切片穿刺檢查是由超音波導引，將探頭經肛門到接近攝護腺後方，用探針直接穿刺攝護腺組織，送檢驗室檢查是良性或惡性，以期早期發現癌細胞。一般來說，患者在檢查時會採取局部麻醉的方式，患者以側臥姿勢，露出臀部，在超音波導引下用探針穿刺攝護腺組織。在穿刺時，患者不可隨意移動身體，以避免組織受損。

檢查前不須禁食，檢查當日只需盡量將大便排乾淨，檢查前護理人員會協助灌腸，以清潔腸道。若有服用影響凝血功能的藥物，在進行檢查前應先告知醫師，醫師會建議停藥5～7天再做較安全。檢查前最好能夠先行儲尿，將膀胱膨脹至一定程度，如此在影像的呈現上會有較好的效果。

塗抹潤滑劑的超音波探頭會置入患者直腸內約5公分處進行掃描，再將切片穿刺針經由直腸插入攝護腺，並取出組織來做病理分析，通常是作系統性的10～12個部位的切片，有時會針對懷疑的病灶多作幾針。患者在進行取樣時，會有針刺般的疼痛感。切片檢查後可能會有頻尿、排尿疼痛、灼熱感、血尿，大多數在三天內會改善；大便或精液中也可能會帶血，不過大多會在數日後漸漸改善。

## 攝護腺穿刺切片檢查會有什麼併發症？

超音波探頭會經肛門到接近攝護腺後方，用探針直接穿刺攝護腺組織。由於攝護腺包圍著尿道，經由直腸攝護腺切片需要穿刺通過直腸黏膜，所以切片之後通常都會出現血尿及血便等現象，若只有輕微血尿、血便、疼痛等症狀，則不必過於擔心，通常在三日內便可緩解。

目前仍有約1～3％的患者可能有感染的現況，甚至極少數有因敗血性休克而死亡的個案。因此，患者檢查後若有發燒、發冷、全身無力等症狀，或出現較嚴重的血尿、排尿困難、阻塞、血便或血尿不止的現象，必須盡快返回檢查單位或急診室尋求治療或處置，以免產生嚴重的後果。

切片檢查後最常見的併發症，根據統計依序是血尿（64.7％）、血便（36.2％），大多數患者在三天內便消失。另外，血精（5.7％）、尿滯留（3.8％）、發燒（2.8％）。檢查疼痛度是大多數人都可以忍受的。

穿刺會不會引起癌細胞擴散，這是許多檢查患者的疑慮。以目前的技術攝護腺穿刺檢查相當安全可靠，術後併發症的機率也不高，基本上沒有導致攝護腺癌細胞擴散的疑慮，因此，當醫師告知需要進行攝護腺穿刺檢查時，患者應積極配合醫師，適時檢查。

## 切片檢查常見併發症

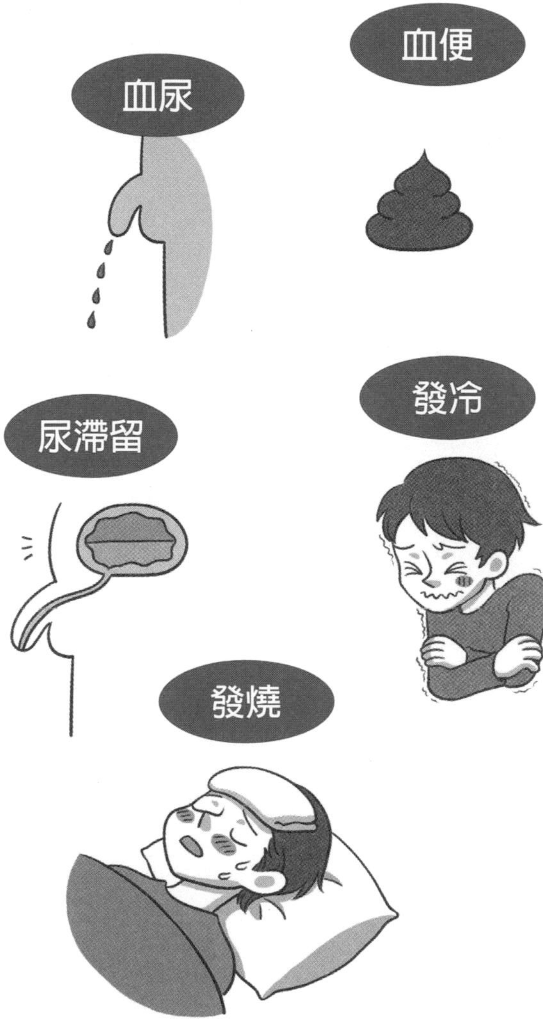


▲ 進行切片檢查後，出現上述的併發症，請別過度驚慌，皆屬正常現象。但若症狀持續加重，請至醫院就診治療。

# PSA高就一定是攝護腺癌嗎？

在醫院看診時，常會遇到要求檢查PSA的病人。這可能是受到大眾媒體及醫學報導的影響，但大家知道PSA是什麼嗎？什麼人才需要檢查PSA呢？

PSA是攝護腺特異抗原（Prostatic Specific Antigen）的簡寫，是由攝護腺的上皮腺體分泌出來的多肽醣（Glycopeptide）。在發生攝護腺癌時分泌量會大增，所以PSA被認爲是診斷攝護腺癌最實用的腫瘤標記（Tumor marker），若再搭配肛門指診與經肛門攝護腺超音波檢查，更能早期診斷出攝護腺癌。不過，PSA也會受到一些內在或外在因素的影響而升高，特別是攝護腺發炎、較大的良性攝護腺肥大症與急性尿阻塞等，甚至年齡愈高，其PSA也愈高。例如50歲男性若PSA超過2.5ng／ml就得考慮爲不正常，但70歲男性，若PSA在5.5ng／ml以下卻仍視爲正常。

一般來說，PSA若是在4～10ng／ml間，屬於灰色地帶，可能有腫瘤，但也可能是上述之內、外在因素所造成，因此需做進一步檢查。若確定爲癌症，則需早期治療；如果證實並非癌症，也別掉以輕心，仍需定期（3～6個月）檢查PSA。因爲

PSA有隨年齡增加而增高的趨勢，但若升得太快，每年超過0.75ng／ml，則罹患攝護腺癌的機率就愈高。根據多年的臨床經驗，PSA若在80ng／ml以上，幾乎百分之百都是癌症。

因此當PSA出現異常時，請別就認定爲癌症，仍須經過檢查（如經肛門攝護腺超音波檢查及切片）再次確認，以避免誤診。

PSA除了可用在早期診斷外，在術後或電療後的追蹤更有重要地位。通常術前的PSA無論多高，其術後的PSA都會降至0或非常低的標準，追蹤時（約每半年一次）若有升高的現象，則表示復發或轉移，其敏感度會比臨床症狀還早好幾個月出現，所以我們可藉由PSA的追蹤檢查，提供給患者後續的治療用以控制病情。

# 如果切片檢查沒有發現癌細胞，是否可以排除攝護腺癌？

穿刺所得的攝護腺組織切片會送到檢驗室檢查。檢驗室醫師會透過顯微鏡觀察切片的細胞和組織型態，了解細胞和組織是否有攝護腺炎、良性攝護腺增生或攝護腺癌。

切片檢驗結果若是惡性的，代表患者罹患攝護腺癌；但穿刺檢查若是良性的，只能說切片取得的樣本是良性的，並不能完全排除惡性的可能。所以，醫師會安排在三個月後再進行第二次切片檢查，甚至第三次，最後才能確定是否爲攝護腺癌的樣本。由於穿刺針非常細，或穿刺部位不在癌症部位上，檢查時就可能沒有拿到癌細胞，故必須定期追蹤，以決定是否需要再次切片。也就是說，切片正常並不一定保證沒有攝護腺癌，通常須經過數次穿刺取樣才能找到病灶。

但若經切片證實爲攝護腺癌後，還需進一步做電腦斷層（CT）或核磁共振掃描（MRI）及骨骼掃描（Bone Scan）等影像學檢查，用來評估病人罹癌的病期。MRI對人體不具侵襲性，不會產生游離輻射，而且又有高對比的解像力優點，因此醫師多會安排患者接受上述的各種影像學檢查，進一步評估攝護腺癌有沒有轉移，以及骨骼有沒有受到癌細胞的影響。

## 篩檢的檢查結果

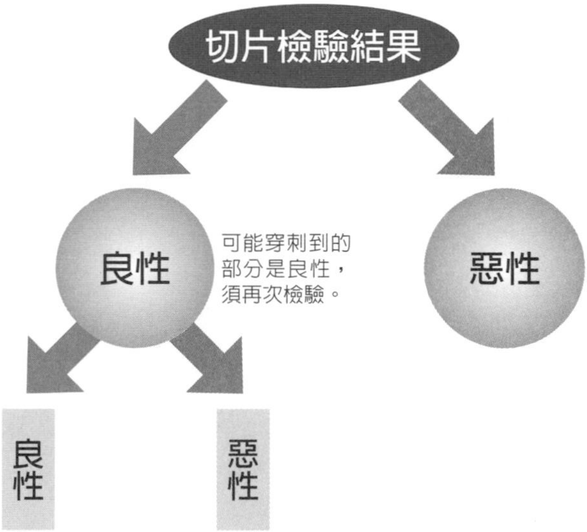


▲ 即便切片的檢驗結果是良性的，也不能判定為沒有癌症，有可能要三個月後再度切片。

# ＭＲＩ核磁共振對診斷攝護腺癌有什麼作用？

ＭＲＩ就是磁振照影（核磁共振），是目前比較新的一種醫學影像檢查方法，它的分辨力高，能進行多層次多方位掃瞄，對全身各系統的疾病均有很高的診斷價值。

在攝護腺癌的期間診斷運用ＭＲＩ（核磁共振），主要是檢視患者攝護腺的包膜、攝護腺旁邊的儲精囊、骨盆腔有沒有被腫瘤侵犯，骨盆腔內的淋巴結有沒有腫瘤的轉移。此外，對經常轉移的部位也會做一系列的檢查，包括肺部Ｘ光片的檢查，看有沒有肺部的轉移；骨骼也是腫瘤經常轉移的地方，所以也會做全身的骨骼掃描，以確定腫瘤侵犯的程度，以及是否有骨骼轉移，再來決定使用的治療方式。

原則上，ＭＲＩ運用在攝護腺癌分期上，是有極大的幫助。另外，ＭＲＩ對人體並沒有輻射的疑慮，因此患者可放心進行影像檢測。

## 攝護腺癌的影像學分期

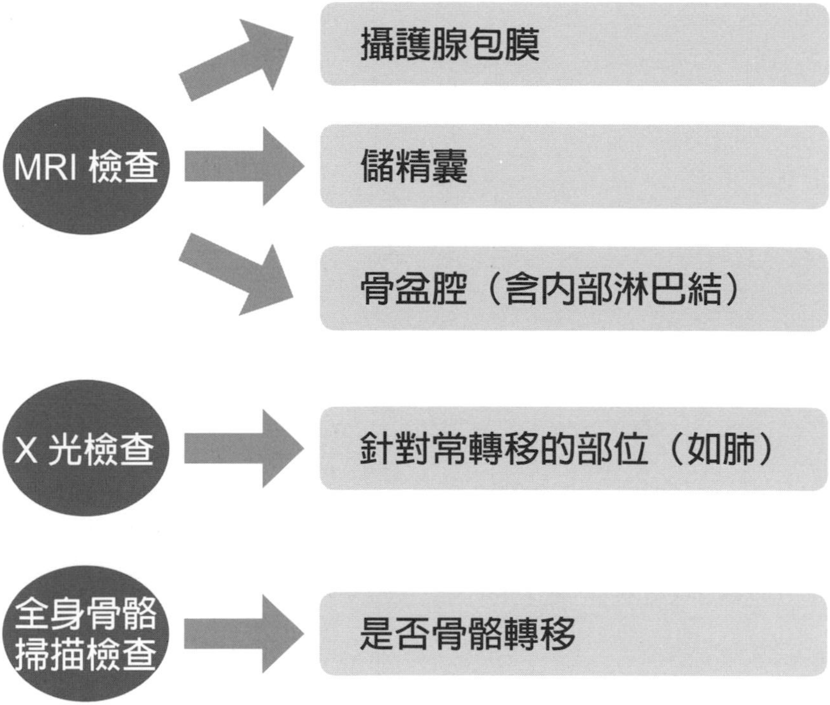


▲ MRI 檢查在攝護腺癌的診斷與病情分期上，是相當重要的影像工具。

# 攝護腺癌如何分期？

攝護腺癌依癌細胞擴散程度可分為四期。第一期通常是沒有任何症狀，多半是因血清攝護腺特異抗原（PSA）檢測過高，做攝護腺切片而得知，或攝護腺肥大進行攝護腺刮除而意外發現，通常第一期是指癌細胞局限在攝護腺內且比例少於5％或顯微鏡下少於三個小區域的狀況；第二期的攝護腺癌仍侷限於攝護腺內，但可經由肛門指診探測到硬塊，不過並未穿破攝護腺被膜；第三期的癌細胞已擴散到器官外，如儲精囊等，第三期屬於局部侵犯性的攝護腺癌；第四期則進一步轉移至周遭器官或遠處器官，如膀胱、大腸、淋巴腺及骨骼。攝護腺癌若不立即治療，患者可能會在五年內發生遠處其他器官的轉移。

- T1（第一期）：腫瘤只在攝護腺上，肛內指診並不能發現。
- T2（第二期）：腫瘤位於攝護腺上，透過肛內指診能發覺到。
- T3（第三期）：腫瘤已經擴散到鄰近的攝護腺組織，如產生精液的儲精囊。
- T4（第四期）：腫瘤已由攝護腺擴散至附近的器官，如膀胱、直腸等。

## 攝護腺癌的四個分期

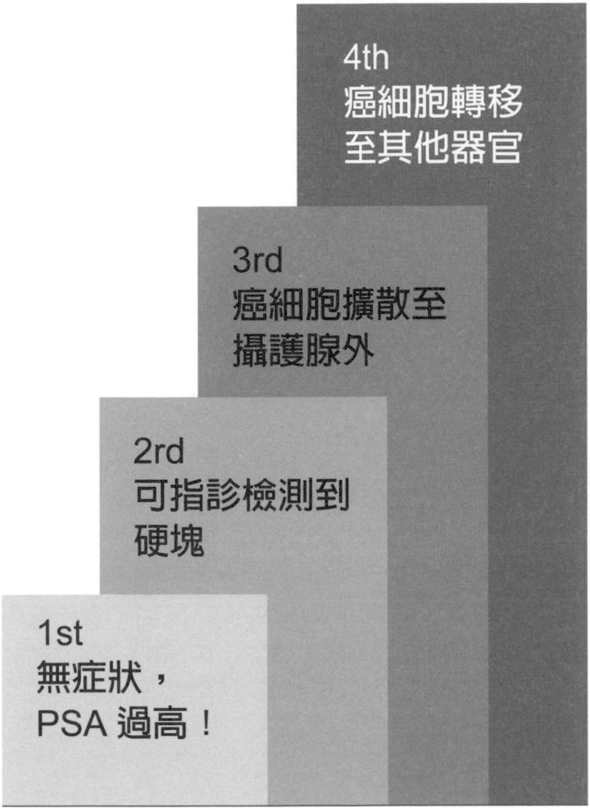


▲ 攝護腺癌可簡略的分為四期，醫師會依照癌細胞擴散的程度來區分。

- N0：指癌細胞尚未擴散到任何淋巴腺。
- N1-3：是指癌細胞已經擴散到攝護腺附近的淋巴腺。
- M1：表示癌細胞已經擴散到骨骼或身體的遠處其他器官裡。

# 攝護腺癌的分期有特別的意義嗎？

一般來說，攝護腺癌生長的速度不算太快，轉移以骨骼、淋巴結為主，患者很少死於癌症本身，而是因為合併症或者其他疾病而死亡（例如心臟腦血管疾病、老化等）。因此，醫師在治療攝護腺癌時也會將患者的年齡、身體狀況等因素列入考量。在確診是攝護腺癌後，分期對治療的決定有很大的影響。

在做治療的選擇前，患者還需要知道的一個病理分級是格里森分級系統（Gleason grading system），這個分級系統是將腫瘤標本置於顯微鏡下，依據腺體分化、多形性、核異常來分類，並將癌細胞分為主要和次要兩個區塊，每個區塊依惡性度分1～5分。兩個等級的分數相加，總分2～6分，屬分化良好癌，侵略性較低；7分，屬中等分化癌，意味著侵略性和增長速度較高；8～10分，為分化不良癌，顯示癌細胞增長得非常快，亦極具侵犯性。

經過評估後，如果預估病人的生命存活小於十年，癌細胞分期屬第一、二期，通常醫師會建議患者採取觀察的方式，不用急著做治療。但如果患者身體狀況良好，預期生命存活還很長的話（如有十年以上），則建議病人做根除性攝護腺切除手術或放射線治療。

如果癌細胞擴散程度屬第三期，醫師會建議患者做放射線治療或荷爾蒙治療，或者兩者合併。

若是屬於遠端轉移的第四期患者，那麼荷爾蒙治療常會是主要的療法，有時還會搭配放射線治療來減低患者身體各處的疼痛。

## 攝護腺癌分級、分期治療

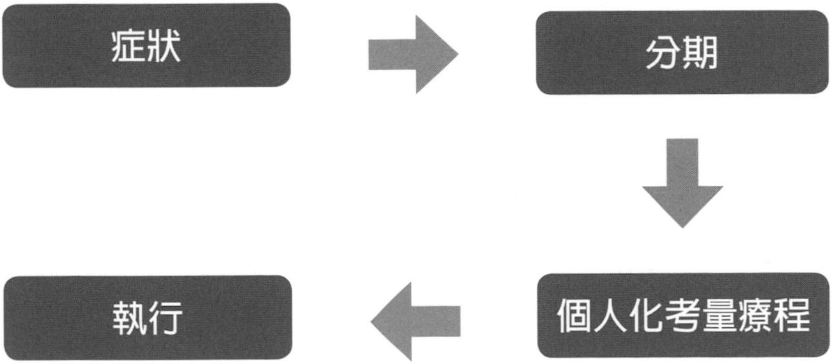


▲ 醫師會根據患者的狀況（年齡與身體情況等）、癌細胞分級、分期為考量，給予適當治療。

## 攝護腺癌的轉移途徑有哪些？最容易轉移到什麼部位？

攝護腺癌除了發生在攝護腺內，造成局部的症狀外，最重要的是它會轉移到全身其他部位，對生命造成威脅。常見的轉移部位為淋巴結、骨骼。攝護腺癌可能會匯集於攝護腺周圍的淋巴管，再轉移到淋巴結，或者經過血液或淋巴轉移到肺，再體循環到骨骼，也有可能經過靜脈系統，轉移至骨骼。

攝護腺癌患者發生遠處轉移的機會非常高，約25%的患者有轉移的現象，較常轉移的部位包含骨骼、肝臟、肺等。

攝護腺癌也會直接侵犯轉移部位，穿過被膜向周圍擴散，浸潤鄰近器官、精囊、輸精管、膀胱及骨盆腔內器官等。也會隨著淋巴轉移，最早發生在閉孔及腹下淋巴結區，經主動脈淋巴結、下腔靜脈、縱隔及鎖骨下淋巴結。淋巴結腫大若是明顯壓迫到血管和神經，會造成患者下肢腫脹和疼痛。

另外，癌細胞也會隨著血液轉移到骨骼、肺、肝、腎及腎上腺。如果癌分化越差，骨骼轉移越快越多，依次爲骨盆、腰椎、股骨、胸椎、肋骨等。若發生骨骼轉移，患者的骨密度會受到破壞，同時也會出現骨質溶解的症狀，只要是癌細胞轉移之處都可能會痛。承受人體重量的骨骼如脊椎，若因癌細胞侵犯而變得脆弱，也可能造成骨折而壓迫到脊髓神經，造成下肢無力癱瘓或大小便失禁等現象。

## 易轉移的部位

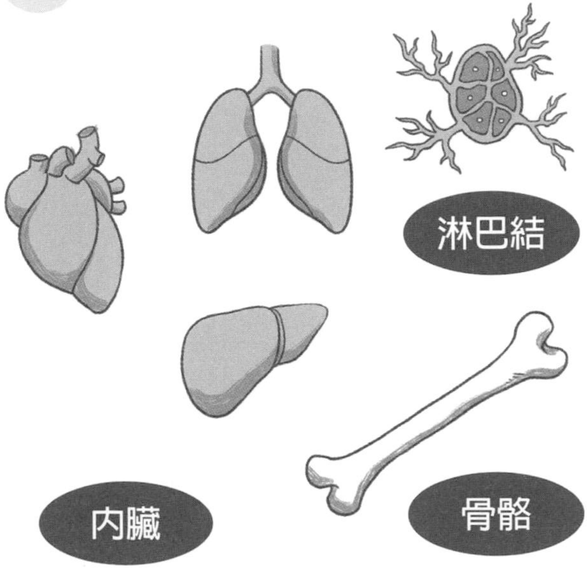


▲ 攝護腺癌除了會造成局部的症狀外，還會轉移到全身的其他部位。

## 轉移的途徑

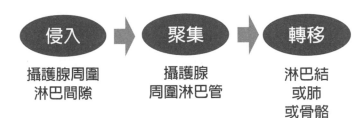

**侵入** → **聚集** → **轉移**

**攝護腺周圍淋巴間隙** → **攝護腺周圍淋巴管** → **淋巴結或肺或骨骼**

▲ 攝護腺癌有骨骼轉移者，平均存活 30 個月。因此若有轉移現象時，須特別注意自己的身體狀況。

## 攝護腺癌骨轉移的機率與治療措施？

攝護腺癌有可能會經過局部浸潤、淋巴和血行途徑轉移到任何部位。最常轉移到淋巴結，而骨轉移則排名第二，所以骨骼掃描應列爲常規檢查之一。骨轉移的患者可能會發生病理性骨折、脊髓壓迫和嚴重骨痛等，並且影響患者的生存時間和生活品質。

據目前的研究指出，在初診確診爲攝護腺癌時，會有約10％的患者同時併發骨轉移，至於後續再發生骨轉移的機會，則與攝護腺癌的分期有相當大的關聯：

● T1／T2分期：發生骨轉移的機率佔3％至4％。
● T3／T4分期：發生骨轉移的機率佔12％至55％。

若是依腫瘤病理分化特性：

分化度良好（葛里森分數6分以下）：發生骨轉移的機率佔3％至10％。
分化度中等（葛里森分數7分）：發生骨轉移的機率佔13％至57％。

分化度差（葛里森分數8～10分）：發生骨轉移的機率佔42％至80％。

一旦攝護腺癌發生骨轉移，對患者會造成相當嚴重的影響，像是脊椎神經受壓迫、病理性骨折等。因爲轉移至骨骼上的腫瘤細胞，會促進蝕骨細胞的生長，造成骨頭結構的破壞，不只會有嚴重疼痛，而且會導致嚴重的病理性骨折。

由於攝護腺癌細胞要靠雄性素（androgen），也就是男性荷爾蒙，才能成長或分裂繁殖，如果去除或壓抑體內雄性素，則攝護腺癌細胞就會萎縮死亡。所以骨轉移的患者，使用荷爾蒙治療，都有很好的治療效果。只是在一段時間後（一般是1年半到2年之間）腫瘤細胞的型態將逐漸改變，並且會對荷爾蒙治療不再有反應，也就是對荷爾蒙治療產生抗性的攝護腺癌，這時候，就需要化學治療，甚至手術療法的介入了。

### 骨轉移的機率

初期
3%~10%

中期
13%~57%

晚期
42%~82%

▲ 攝護腺癌一旦發生骨轉移，會對患者造成相當嚴重的影響。

# 第3章

# 治療

# 治療前，需要先知道哪些事？

決定攝護腺癌的治療方式取決於許多因素，其中包含期別、腫瘤的分級（細胞可能的生長及擴散到其他部位的速度）、治療的副作用，以及患者的年齡、健康狀況及患者本人對治療的期待。醫師會根據以上這些因素，爲患者制訂出最適合的治療計畫。

通常，當患者確診爲癌症後，大多會經過一段「震驚」、「難以置信」及「情緒低落」的時期，這是很正常的反應。但，癌症治療畢竟搶的是時間點，因此，確認罹患癌症後，可能會面臨什麼樣的治療，也是很重要的。

以下幾個問題非常重要，需和醫師討論：

(1)癌症的期別和級別？

(2)是否需要立即接受治療？治療的選擇有哪些？

(3)每一種治療的預期效果、成功率、危險性及副作用各是什麼？

(4)針對自己最好的治療方式是什麼？爲什麼？

以下是攝護腺癌的患者更需要知道的幾個問題：

(1)治療後會影響性能力、性生活嗎？

(2)治療後會不會有排尿方面的問題？

(3)目前有沒有最新的治療方式，或是臨床試驗，有適合自己的嗎？

## 治療前須知

| | |
|---|---|
| 期別 | 級別 |
| 治療方式 | 預期效果 |
| 成功率 | 危險性 |
| 副作用 | 適合自己 |

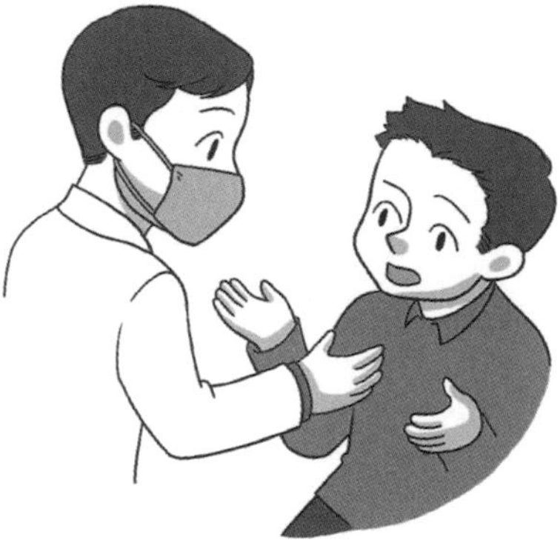

▲ 攝護腺癌治療前要先與醫師做充分的討論。

# 良性攝護腺肥大有不開刀的治療方法嗎？

對於良性攝護腺肥大的病患，臨床上可以簡單分爲四個治療方向，除非是最嚴重的等級（如尿不出來），就需要用手術來治療。但若是其他因素，像是服用抗凝血劑、病患本身的身體條件太差或是病患抗拒開刀等，因此無法進行攝護腺手術，那麼就可採取以下幾種治療方式：

(1)間接性清潔導尿：由醫護人員教導病患或家屬操作可重複使用的導尿管，每天定時排空尿液。

(2)長期放導尿管：放置矽管尿導管，每個月定時換一次，待病患身體好轉，再考慮進行手術。

(3)藥物治療：增加藥物劑量、改變不同藥物或合併其他藥物的使用。

## 良性攝護腺肥大的治療

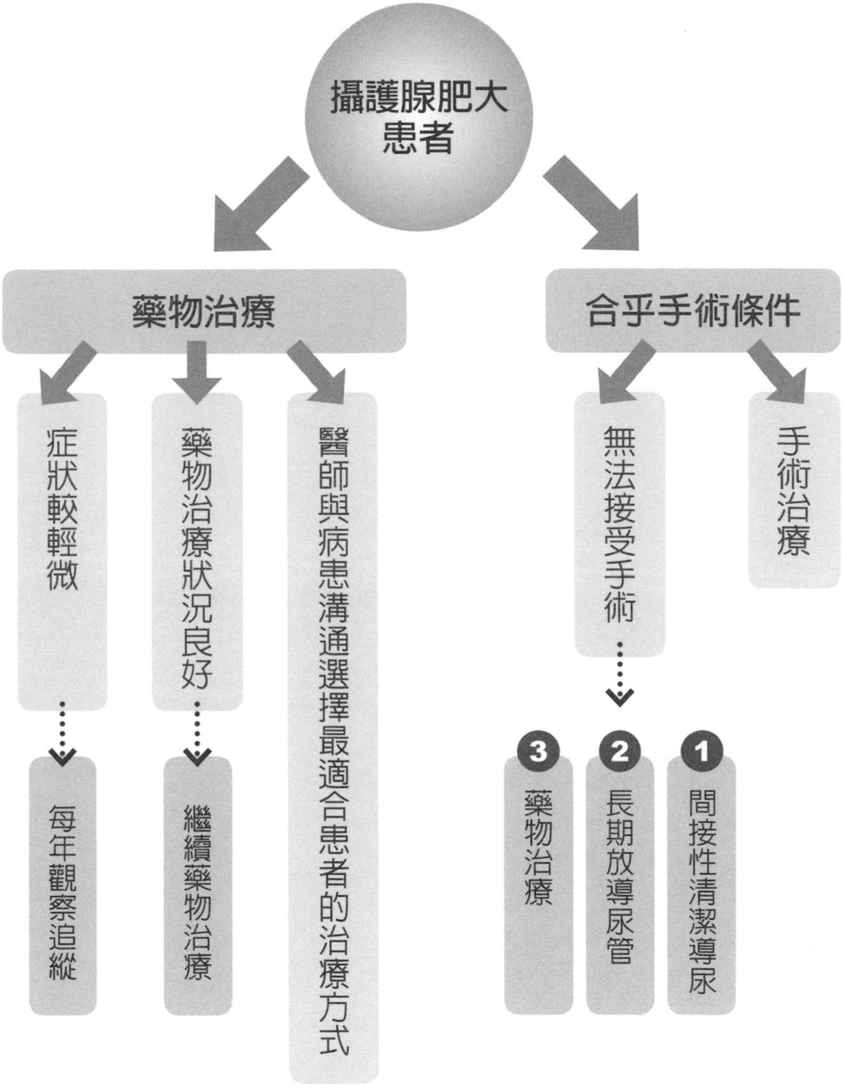
攝護腺肥大患者
藥物治療
合乎手術條件
症狀較輕微
藥物治療狀況良好
醫師與病患溝通選擇最適合患者的治療方式
無法接受手術
手術治療
每年觀察追蹤
繼續藥物治療
3 藥物治療
2 長期放導尿管
1 間接性清潔導尿

# 早期攝護腺癌可以不治療？

攝護腺癌是屬於「溫和」的癌症，因爲它的生長速度並不算太快。有的甚至終其一生都不會發病，但也有病例長得很快。因此，一旦被診斷出，即面臨是否該接受治療。

如果患者已經很老，或有其他重病，預期存活時間不長，是否需要積極的治療仍有待商榷。因此，現在對於早期攝護腺癌的診斷和治療已經改變成：「如何能夠早期診斷出那些是會致命的攝護腺癌。」而對於終其一生不會致命的攝護腺癌，就是抱持著發現了也只要積極追蹤的態度。另外，對於較不惡化的癌細胞，積極追蹤似乎成了比較合理的治療，除非追蹤過程發現生長速度變快則需再接受治療。

美國和北歐國家的長期研究皆顯示，早期發現、分化良好的攝護腺癌在十年內，死於該病症的機率在1.5成以下，而發生轉移的機率僅3成，且在許多研究中也顯示，接受放射線治療與接受手術的結果似乎差不多，因此要不要積極治療，要選擇何種治療，除了患者本身的常識外，也應該先和泌尿科醫師充分討論過後再決定。

## 早期攝護腺癌的治療

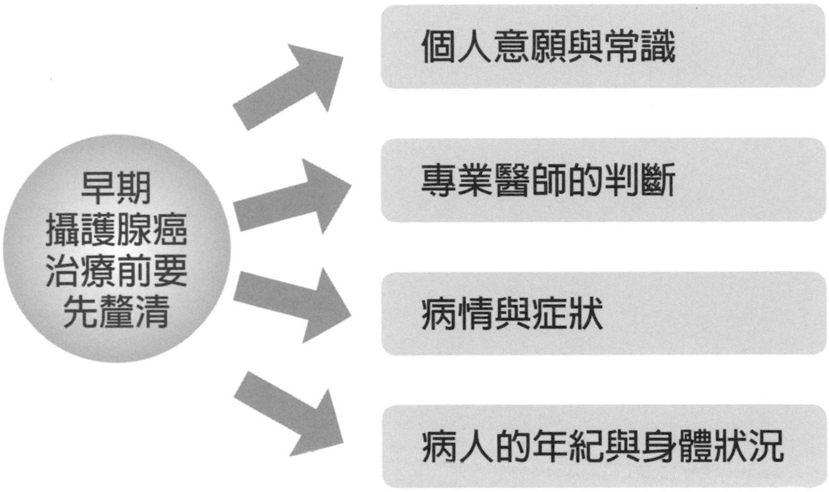


▲ 攝護腺癌雖然並不會立刻讓人致命，但若出現症狀時，應立即就醫，並積極追蹤。

# 攝護腺癌的主要治療方法有哪些？

根據不同的攝護腺癌的期別，治療的方式可簡略分爲：

**早期階段**：可做手術切除、放射線治療、冷凍治療、積極監控或觀察性追蹤。

**中期階段**：可做放射線治療合併荷爾蒙治療，冷凍治療或手術切除。

**晚期階段的治療**，多半會以阻斷男性荷爾蒙爲主要的治療策略。

對於早期攝護腺癌使用手術切除腫瘤效果較佳，但高齡患者（預期餘命小於十年的患者）和手術危險性高的病患（如：有嚴重心臟血管疾病、肺功能不良、有嚴重出血傾向或血液凝固疾病、淋巴結或骨骼轉移的攝護腺癌患者。）則不適用根除性攝護腺切除手術。早期攝護腺癌的治療除了開刀、電療，現在也有許多如海福刀、冷凍療法等非侵入式療法可以選擇，這些治療不僅定位精準，且術後不易出血，傷口小、復元快。

在中期的攝護腺癌治療裡，由於開刀較無法清除乾淨，一般不會考慮手術治療。以往治療此時期的攝護腺癌，主要是透過電療或冷凍手術。電療主要是利用放射線，以電腦斷層或核磁共振影像精確界定攝護腺癌的位置，再使用放射技術給予攝護腺癌極高的致死劑量，而不過分傷及周邊正常組織和皮膚。此外，令術後患者能及早恢復正常生活的「海福刀微創標靶治療」也應運而生。

對於晚期攝護腺癌的患者則可選擇睪丸切除術、荷爾蒙治療或化學治療。尤其是荷爾蒙治療，因爲攝護腺癌細胞的生長速度緩慢，而血液中男性荷爾蒙的濃度下降又會使攝護腺萎縮，因此醫師多半會建議使用荷爾蒙治療。

不過大多數病患會因癌細胞對荷爾蒙藥物產生抗藥性，或腫瘤已轉移到骨盆腔的淋巴結和全身骨骼，而引起患者劇烈疼痛。因此醫師通常會建議以化學治療來繼續對抗攝護腺癌。目前常採用歐洲紫杉醇（Taxotere）、抑癌膠囊（Estramustine）以及雙羥蒽醌注射（Mitoxantrone）等化學治療藥物，對晚期攝護腺癌均具有部分療效。

此外，攝護腺癌也可以運用放射治療，尤其對於骨盆腔內因巨大腫瘤或廣泛性淋巴結轉移壓迫所產生的骨盆腔疼痛、便祕、腸阻塞、血尿、腿部腫脹、水腎等狀況，也可考慮採取緩解性放射治療。攝護腺癌若發生脊椎骨轉移，不僅會造成患者疼痛，甚至發生病理壓迫性骨折，導致肢體癱瘓、大小便失禁等神經症狀，因此醫師多會建議患者以緊急放射治療，以緩解症狀，大約有7成的患者都能得到緩解。

## 不同期別之攝護腺癌的治療方法

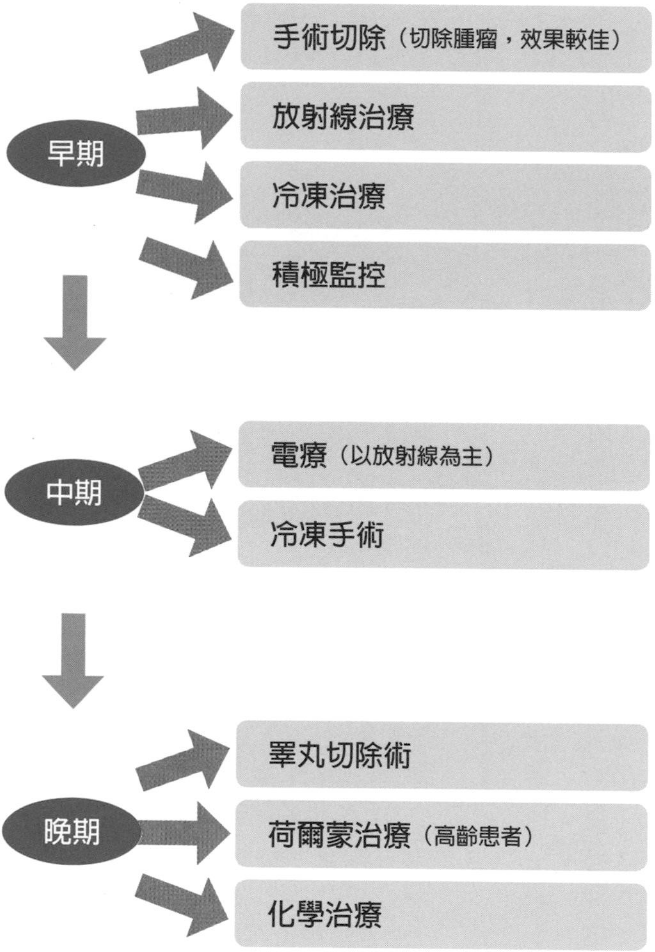


患者可考量醫師的偏愛方式、態度及本身的因素和家屬的因素，作爲決定的重點。

## 什麼是攝護腺癌根除手術？

根據統計，根除手術後的生存期約有70%可以超過十年。

目前常用的攝護腺癌根除手術有下列三種：恥骨後根除性切除手術、腹腔鏡根除性切除手術、機器手臂輔助腹腔鏡根除性手術。醫師有擅長的手術方式，患者可以和醫師討論，再進行攝護腺癌的根除手術。

(1)恥骨後根除性切除手術：傳統的攝護腺切除手術是在患者的下腹部中線，由肚臍往下延伸至恥骨處切開約15～20公分的傷口，手術中因出血量較多，經常需要輸血，手術後約需2～3日才可進食。此項手術可以適時保存神經血管束，保留勃起功能。

(2)腹腔鏡根除性切除手術：相對於傳統攝護腺切除手術，腹腔鏡下的攝護腺癌根除手術，只需在患者腹部開約4～5個1公分左右的傷口，手術中的出血量少、復原時間短、且能降低術後疼痛、減少止痛劑量、住院天數也較短。不過手術耗材健保未給付，需自費。對於腫瘤廓清率和病患存活率，與傳統手術並無差異。

(3)機器手臂輔助腹腔鏡根除手術：攝護腺癌切除手術的基本目的是要根除癌症，同時不傷害到括約肌，保留排尿功能和勃起神經。近年來，隨著器械輔助式手術的技術成熟，醫師可能會建議患者使用這項技術。只要在患者腹部開幾個小孔，就可以透過達文西機器手臂直接進入腹腔動手術，切除攝護腺及儲精囊，再將膀胱及尿道縫合。手術失血量平均爲100～300ＣＣ。因爲機器手臂可以讓醫師清楚的看見患部的解剖細節，尤其東方人的骨盆比較小，進行腹腔鏡手術時，醫師只能看到２Ｄ平面的畫面，仍有看不到的死角，利用達文西機器手臂之後，醫師可以看到３Ｄ立體影像，也能做很微細動作的切除縫合，改善術後的生活品質。

對於患者來說，以達文西機器手臂進行攝護腺切除手術，可以縮短患者住院時間，術後恢復快、傷口小又美觀、能減少術後疼痛、減少感染機會，加上失血量少，對於初期攝護腺癌，或癌細胞還沒有擴散的70歲以下的男性患者，是一項很好的選擇。美中不足的是目前這項手術健保不給付，患者必須斟酌自身經濟狀況來選擇。

## 三大根除手術比較

**恥骨後根除性攝護腺切除**
① 醫師最常使用
② 保留勃起功能

**腹腔鏡根除性攝護腺切除**
① 技術、困難度較高
② 部分自費
③ 出血量少，恢復期較快

**機械手臂輔助**
① 須自費，價格高昂
② 減少出血量、術後疼痛
③ 台灣已日漸普及

▲ 根除手術後的生存期約有 70% 的患者可超過十年，因此對於控制攝護腺有極大的幫助。

## 適合進行根除手術的人

- 患者身體狀況可進行手術
- 患者預期壽命高於 10 年
- 臨床上屬於侷限性攝護腺癌

▲ 並非所有的攝護腺癌患者都可進行攝護腺癌根除手術，須經由醫師的評估判斷患者的下一步的治療。

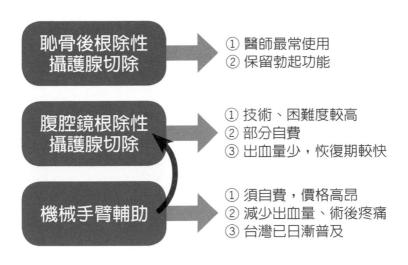

# 什麼是達文西手臂？對攝護腺癌治療有幫助嗎？

達文西機器手臂輔助手術，是二十一世紀的手術趨勢，尤其運用在攝護腺癌的根除手術，更是讓醫師得心應手，精準細膩地把腫瘤切除，再將膀胱與尿道重新吻合。該手術可減少術中的血液流失量及降低輸血機率，並將術後住院的天數縮短，身體的恢復時間也會較短。簡單來說，達文西機械手臂是提供醫師手術的輔助系統。

達文西手臂的優點可分爲五大部分：

(1)在機械手臂的輔助下，手術在3D立體影像下操作，與腹腔鏡手術的2D呈現非常不同。3D成像下各器官、組織的相對位置更清楚，自然可降低非必要的組織傷害。

(2)機械手臂具有放大效果（10倍），具有顯微手術的特色，且醫師在操作時的角度多元，不受腹腔鏡手術的限制。

(3)手臂前端靈活，可作270度旋轉，縫合更加準確，組織癒合更快速。

(4)提供更佳的視野，克服手術中的死角。因爲看得更清楚，手術就會更安全。

(5)醫師以坐姿操作機器手臂，較不勞累，在進行手術時對病人較有保障。

此外，在達文西機械手臂的協助下，進行攝護腺切除術時，和勃起功能有相關的神經可保留得更加完善，並讓術後的勃起功能恢復的速度更快。相較於腹腔鏡手術，達文西機械手臂所輔助的攝護腺全切除術較不容易發生術後漏尿的問題。

總體而言，達文西機械手臂在「腫瘤預後」、「性功能保留」及「禁尿功能」各方面都能達到全面提升的效果。

但並不是所有攝護腺疾病患者都可以做達文西手術，仍需專業醫師的評估，才能進行此項手術。

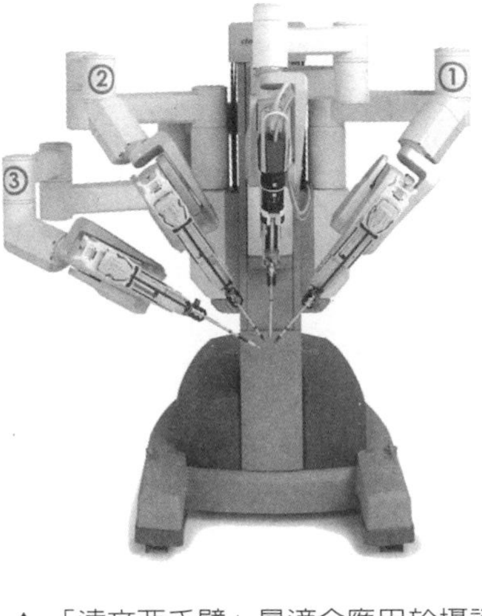


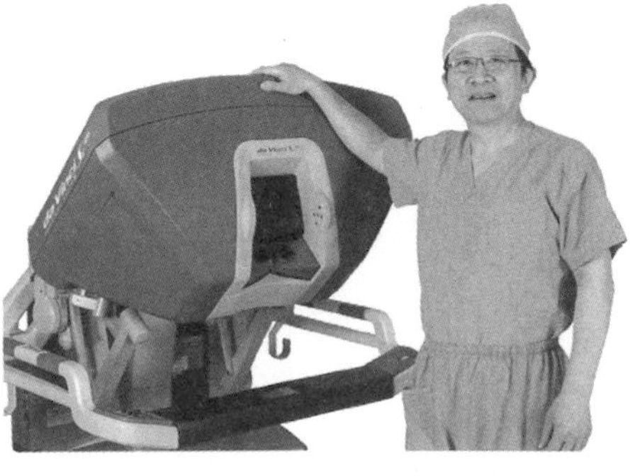

▲「達文西手臂」最適合應用於攝護腺癌根除手術，治療效果全面提升。

# 轉移性攝護腺癌，依然可以用達文西機器人作根除手術嗎？

在台灣，攝護腺癌被診斷出來時，有8成是所謂「局限性攝護腺癌（localized prostate cancer）」，即癌細胞尚未轉移到遠處器官，如淋巴結、骨頭、肺或肝等，相反地，亦有兩三成左右的病人在診斷時已經屬於「轉移性攝護腺癌」。

根據目前世界各地的治療指引，包括美國國家綜合癌症網（NCCN，The National Comprehensive Cancer Network）、歐洲泌尿科學會（EAU，European Association of Urology）等，對於轉移性前列腺癌（mPCa），主要療法是以荷爾蒙療法爲主。在其它領域已有些研究發現，藉由切除原發腫瘤（即細胞減滅手術），可以預防新轉移及腫瘤的發展，也證實了細胞減滅手術對一般轉移性惡性腫瘤整體存活情況是有幫助的，例如轉移性腎臟癌的腎臟切除術、與轉移性卵巢癌的卵巢切除手術，其中可能的作用包含減輕了整體腫瘤負擔，並減少惡性腫瘤再次播種的機會等。因此，患者可能可以選擇較低的局部併發症風險，甚至有機會延長生存期和較低的死亡率。而最新的研究，也報告轉移性攝護腺癌患者接受手術後，也能延長生命，改善預後。

在過去的二十年中，由於機器人輔助攝護腺根除術（RP）和放射治療（RT）技術的進步，已經能在更少副作用的情況下，使局部PCa的治療更安全，更有效，這也讓大家思考局部性攝護腺癌的治療方式是否也能使用在轉移性攝護腺癌的患者身上。

目前已有越來越多的研究證明了，根除性攝護腺切除術可以讓轉移性攝護腺癌的患者，有更高的整體存活率與較低的癌症相關死亡率。當然，腫瘤細胞分化較好且總體健康狀況良好的患者似乎受益最多。

值得注意的是：根除性攝護腺切除術應用在轉移性攝護腺癌的定位正在確立中，因爲目前的研究多爲回溯性的分析研究，仍需要更多前瞻性、隨機對照試驗以提供更高質量的證據。新光醫院目前在本院轉移性攝護腺癌患者，有四名接受機器人輔助攝護腺根除術，術後追蹤情況良好，證明此治療方法值得推廣。

# 根除性攝護腺切除手術有哪些？差異為何？

攝護腺的根除手術主要分爲三種，分別爲傳統開放性手術、腹腔鏡手術法及達文西機械人手臂輔助法。以上三種治療方法皆是直接切除攝護腺及儲精囊，再將膀胱及尿道縫合。但其操作方式與手術時間等各方面，都有著極大的差異。

(1)傳統開放性手術：簡單來說，該手術即爲醫師朝肚臍往下延伸至恥骨處切開約10～15公分的切口，將攝護腺與儲精囊整個移除。此項手術中因出血量較多，經常需要輸血，手術後約需2～3日才可進食。

(2)腹腔鏡手術法：該手術爲目前主要的治療方法，利用約4～5根腹腔鏡器械進行手術，其手術傷口較傳統開放性手術來得小，屬於自費型手術。但費用也比新穎的達文西機械人手臂輔助法較低廉。

(3)達文西機械人手臂輔助法：採取3D立體成像，機械手臂還可以旋轉操作，更細膩地將腫瘤清除。但費用需自費，且價格較高，故須依患者的情況來做選擇。

## 攝護腺癌患者的手術策略

| | 傳統開放性手術 | 腹腔鏡手術 | 達文西手臂輔助手術 |
|---|---|---|---|
| 手術時間 | 2～4小時 | 1.5～4小時 | 1～2.5小時 |
| 出血量 | 200～2000cc | 100～600cc | 50～100cc |
| 輸血率 | 20～60% | 5～20% | 1%以內 |
| 傷口大小 | 10～15公分 | 5個<br>0.5～1.2公分 | 5～6個<br>0.5～1.2公分 |
| 術後導尿管置放 | 7～14天 | 4～12天 | 3～7天 |
| 住院天數 | 術後5～10天 | 術後3～7天 | 術後3～7天 |
| 手術後疼痛指數 | 4～8 | 2～6 | 2～5 |
| 尿失禁解除 | 一年內<br>60～95% | 一年內<br>70～90% | 一年內<br>90～100% |
| 性功能恢復 | 一年內<br>30～80% | 一年內<br>50～80% | 一年內<br>60～95% |
| 手術費用 | 2萬元<br>（健保給付） | 5萬元（自費） | 22～25萬元<br>（自費） |

# 什麼是淋巴腺廓清術？此手術有危險嗎？

淋巴腺廓清術指的是惡性腫瘤已經侵略到攝護腺包膜外的部分，爲了判斷有無癌細胞轉移的現象，必須先進行兩側骨盆腔淋巴結切除手術。切除的淋巴組織，醫師通常會將之送冷凍切片檢查，若手術中發現骨盆腔淋巴結明顯不正常，且冷凍切片檢查又發現有癌細胞轉移，則不繼續進行根除性攝護腺切除手術。

因爲在根除性攝護腺切除術中，可能會有出血、直腸受傷、輸尿管受傷、閉孔神經受傷的併發症，手術後也可能會有尿失禁、性功能障礙、傷口感染、淋巴囊腫等併發症。因此有嚴重心臟血管疾病、肺功能不良或血液凝固疾病、淋巴結或骨骼轉移、預期餘命小於十年的患者，建議使用其他替代方案來治療，如放射性治療。若年紀大，又不合適手術或放射治療時，可以考慮定期觀察，有症狀時再進行治療。

## 不建議接受淋巴腺廓清術的患者

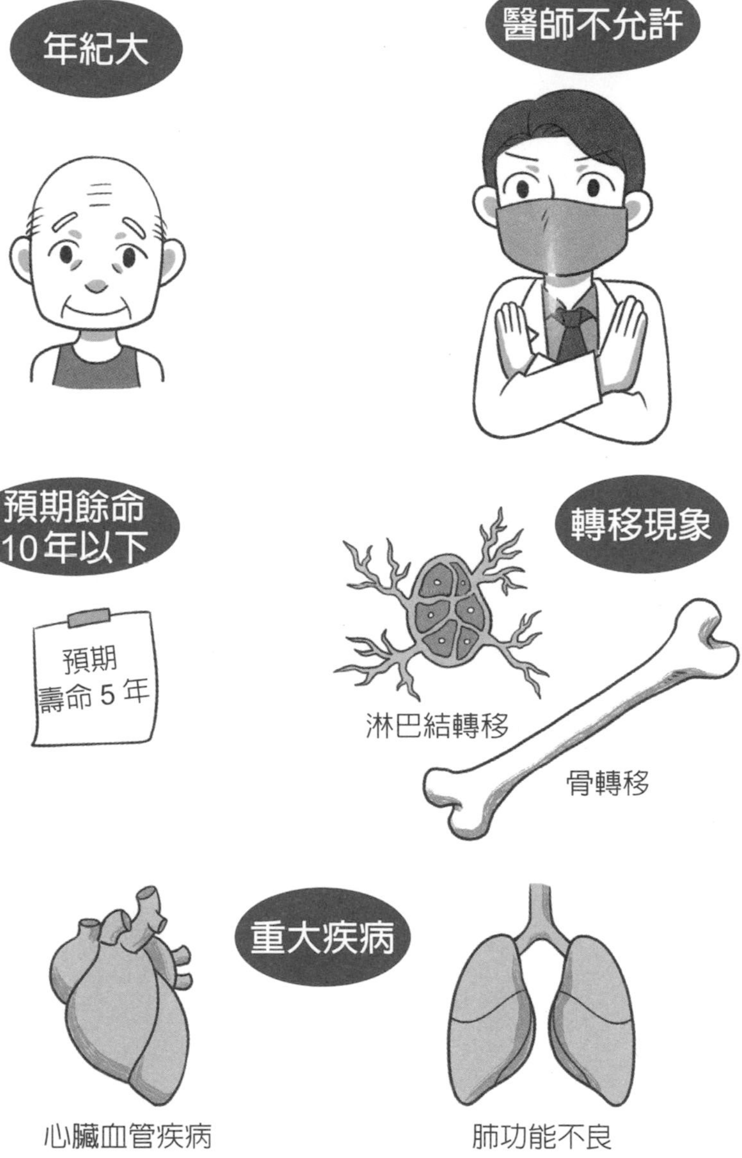

# 攝護腺癌根除手術的風險和術後併發症主要有哪些？

攝護腺癌根除手術的死亡發生率非常低，幾乎不到0.1％；但還是有併發症產生的風險。目前術後陰莖勃起的功能障礙是最常見的併發症，患者在術後三到十二個月內或多或少會有勃起功能障礙，這和患者的年齡、手術的方式、患者術前的性功能情況、攝護腺癌病理分期等因素有關。

此外，在攝護腺癌根除手術後，由於攝護腺被完全切除，可能或多或少破壞了患者控制排尿的功能。因此，術後拔除導尿管一週內，許多患者都會發生暫時性尿失禁的問題。不過只要經過長時間的恢復，發生永久性尿失禁的狀況不到1％，因此，患者不需要過度擔心。

## 攝護腺癌術後的常見併發症

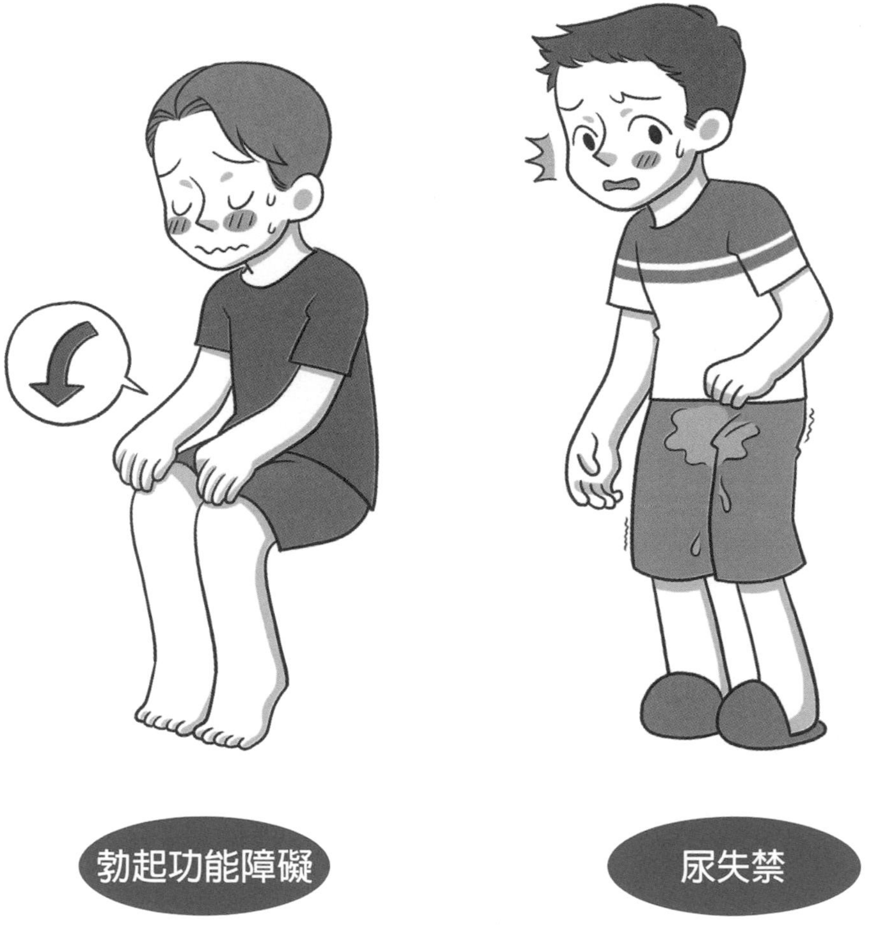


▲ 攝護腺癌術後的併發症主要為「性功能障礙」，
較少部分患者會有「尿失禁」的問題。

# 哪些患者可以接受攝護腺癌根除手術？

除了手術無法根除攝護腺的患者，如癌症已經侵犯出攝護腺包膜或已有遠處轉移；或手術高危險患者，如有嚴重心血管疾病或肺功能不良者或凝血功能不良者。還有年紀大的人或預期餘命小於十年的患者，手術的風險與併發症可能比手術的好處更高時，都不建議使用攝護腺癌根除手術。

也就是說，建議施行攝護腺癌根除手術的患者為：

(1)早期的攝護腺癌，即臨床分期是第一期或第二期，癌細胞仍侷限在攝護腺的包膜內時，可接受此手術。

(2)年齡與身體狀況可以承受手術風險的患者，而且沒有嚴重的心肺疾病者。

(3)年齡要低於75歲或預期餘命要大於十年的患者，才可以採用手術治療。

## 可接受攝護腺癌根除術的患者

早期
攝護腺癌患者
（癌細胞仍在包膜內）

年齡與身體
可承受手術風險
者，且無特殊疾病

年紀小於
75 歲

預期壽命
10 年↑

▲ 若手術風險高於手術好處時，醫師通常不會建議進行手術。

## 攝護腺癌根除手術前應做什麼準備？

手術前醫生為了評估患者對手術的耐受程度，可能會詢問患者一些容易導致手術併發症的健康問題，如患者的病史、體格檢查、血液學檢查、肺功能、胸部X光檢查和心電圖檢查等。

患者在術前應保持健康的飲食和正常的體能鍛煉。術前七天開始停止服用會增加手術出血風險的藥物，如阿司匹林保栓通或非甾體類抗炎藥物。

手術前，醫生會詳細說明患者的病情、將要進行的手術方式以及術中和術後可能出現的併發症，並簽署手術知情同意書。護理師會對患者抽血，進行血型配對以備手術中用血的需求。為了降低手術後的感染機會，工作人員會替患者剔除陰毛並做好皮膚清潔工作。患者還會服用清除腸道糞便的藥物，手術前一天需流質飲食（如果汁、魚湯、米湯之類的食物）。而術前一晚，需進行灌洗直腸，減少手術中的污染。另外，患者需要在術前保持良好的睡眠，以備有充沛的體力可以順利接受手術。

## 根除術的術前準備

### 均衡飲食、規律運動

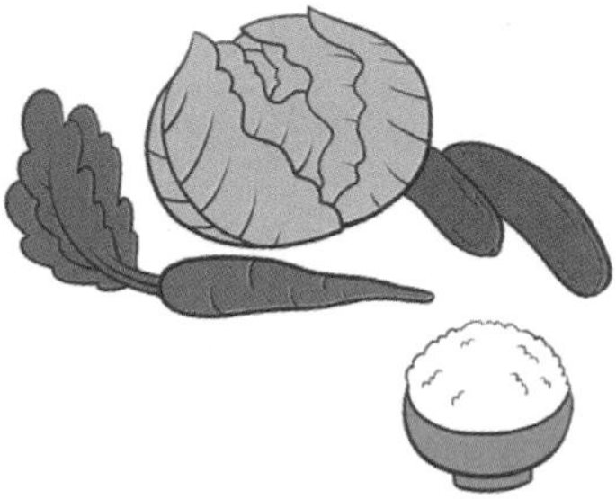

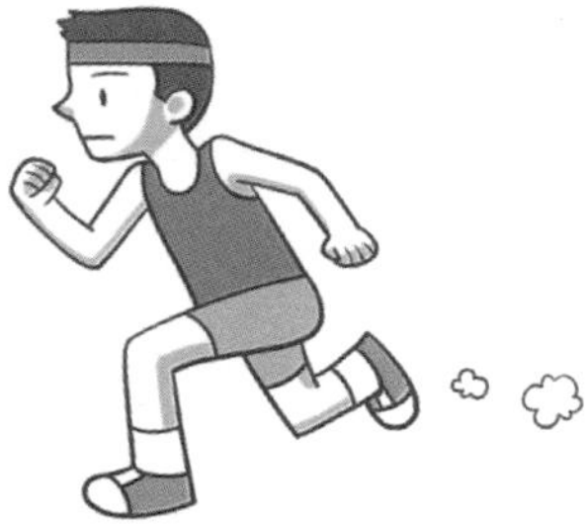

術前過程

停止服用
增加手術風險的藥物

術前七天

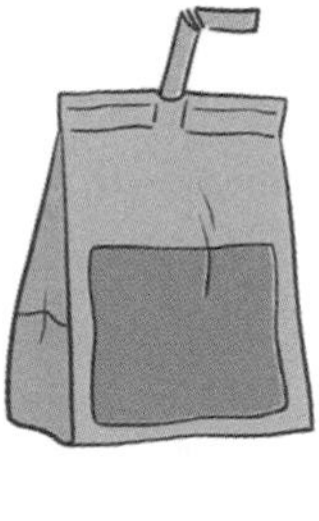

流質食物

手術前一天

# 接受攝護腺癌根除手術，患者要注意什麼？

攝護腺癌根除手術屬於高侵襲性的治療方法。在一般情況下，患者需要在術前1～3天入院，接受手術前常規的評估。隨後，如果患者順利地接受了手術，原則上只需住院5～7天，導尿管留置約7天。

因手術維持同一姿勢太久，可能會造成肌肉痠痛及術後傷口疼痛，特別是術後的前三天最爲明顯。醫師會評估患者疼痛的狀況，適時使用止痛劑來減輕病人的疼痛。若能適時變換姿勢、適當按摩、家人陪伴給予心理支持及維持環境的舒適等，也能減輕患者的疼痛與不適。如患者因麻醉導致痰液積聚於肺部，則應多做深呼吸，並將痰咳出。

出院後，還有以下幾件事需要注意：

(1)飲食方面要少量多餐漸進式進食，避免太油和易產氣的食物，多吃高纖蔬果，避免便祕，並且要避免刺激性的食物。

(2)多喝水、不憋尿，以利血尿排出，避免血塊阻塞，建議一天至少要喝兩公升的水分才足夠。拔除尿管後可能會有暫時尿失禁現象，可以事先練習骨盆腔括約肌運動（凱格爾運動）來改善。

(3)不做劇烈運動，如果運動過後，小便有血尿，就要馬上休息。

(4)避免泡湯、泡澡或對傷口進行熱敷。

(5)在術後暫時不宜有性行爲，以避免傷口充血。

## 患者術後的注意事項

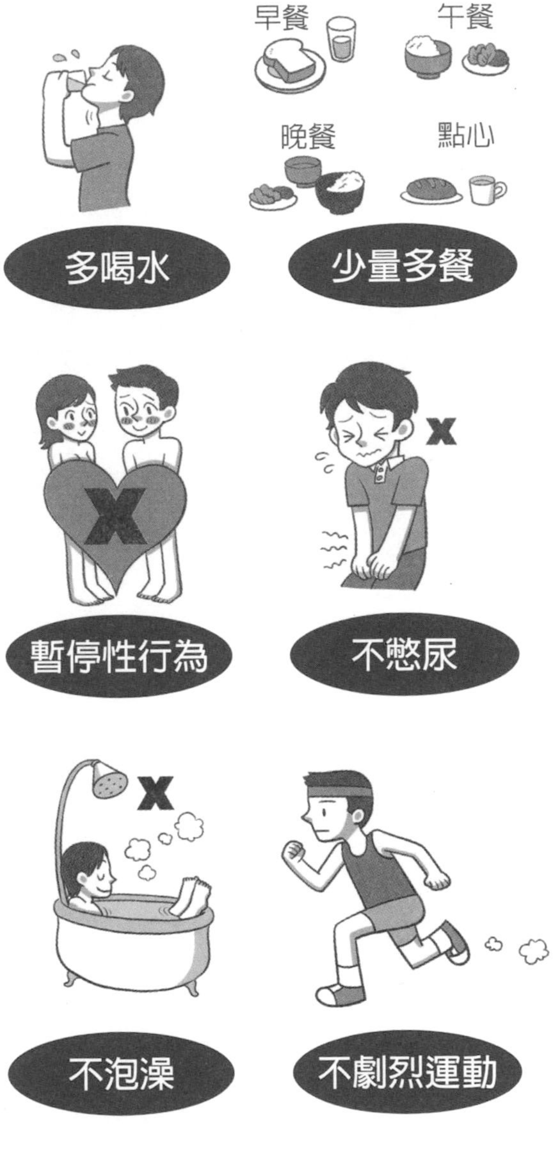
早餐
午餐
晚餐
點心
多喝水
少量多餐
暫停性行為
不憋尿
不泡澡
不劇烈運動

# 攝護腺癌根除手術後的併發症①尿失禁如何治療？

任何一種手術都不可能萬無一失，攝護腺癌根除手術也一樣，還是有可能會出現併發症，尿失禁就是其中一種，但患者也不要太擔心，只要配合醫師接受後續治療，多半可以復原。

針對尿失禁的治療，依患者的年紀、癌症侵犯程度、手術技術、醫師的經驗、術前尿失禁的程度，以及術前是否接受內視鏡攝護腺括除手術或接受放射線治療，都有可能造成患者尿失禁的現象。而且大部分的患者在術後會有短暫尿失禁的現象，但幾週之後大都就會改善。

如果有輕度尿失禁，首先不要過度緊張，因爲大部分的病人，尿失禁會慢慢地得到改善或恢復；此時可以嘗試限制水分攝取、定時解尿、改變生活習慣。做骨盆底肌肉運動（凱格爾運動）的提肛訓練、給予交感神經藥物的治療。絕大多數的病人（95％）以上，若有尿失禁的現象，在12個月內都會恢復正常。

如果1年後仍無法改善，可以考慮使用人工括約肌手術與尿道吊帶手術來治療。人工括約肌手術雖能使大部分的患者感到滿意，但手術較麻煩；而尿道吊帶手術則有半數的患者會覺得會陰部不舒服與感覺麻麻的。

## 尿失禁的解決辦法

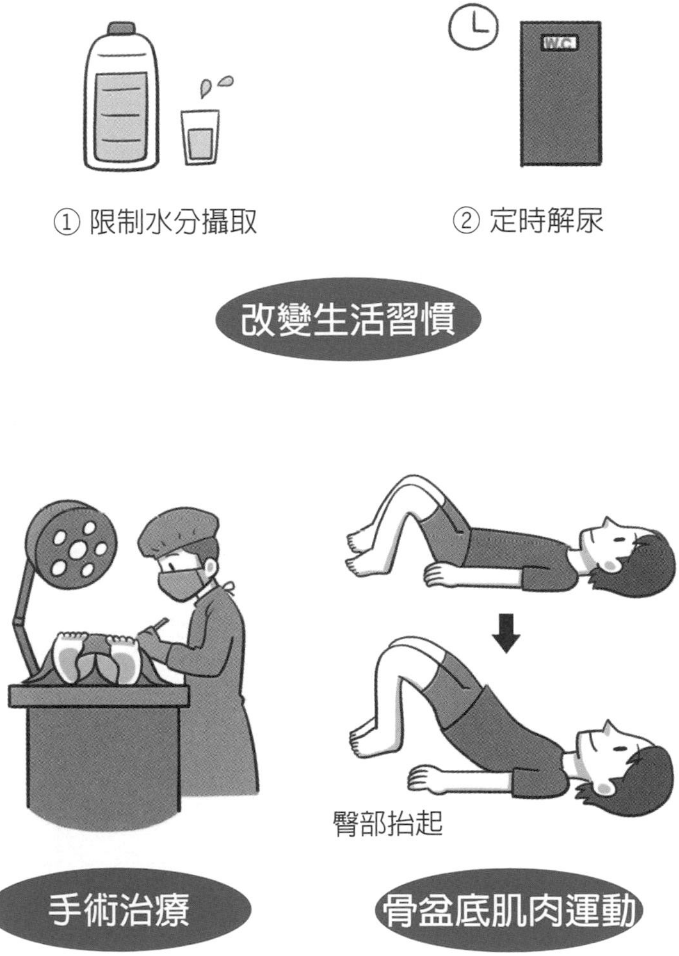


▲ 有尿失禁困擾的患者，可嘗試上述的方法，以擺脫生活中的不適。

# 攝護腺癌根除手術後併發症②勃起功能障礙如何治療？

根治性攝護腺切除術是治療攝護腺癌最常用的手術，即使術中有做雙側神經保留手術，勃起功能障礙仍然是常出現的一種併發症。目前雖沒有最好的治療共識，但專家一致認爲術後治療應儘快開始，可以防止海綿體纖維化以及增加陰莖組織的氧合作用。

攝護腺癌術後引起的勃起功能障礙的治療方式，有口服藥物、海綿體注射藥物治療、眞空吸引器治療及人工陰莖植入手術等方法。除了各種治療之外，對於患者的心理照顧也是相當的重要。

目前的治療原則還是以磷酸二酯酶-5抑制劑（如威而鋼（Viagra）、犀利士（Cialis）或樂威壯（Levitra））做爲第一線治療，但決定何時開始治療、使用的劑量、總治療時間、哪種藥物最好，目前並沒有定論。不過，這三種藥物絕對不可和用於治療心臟冠狀動脈血管疾病的「硝酸甘油片」或是含有硝酸鹽成份的藥物一起使用，以免造成嚴重低血壓。

第二線的治療方式可以考慮眞空助勃器搭配藥物治療。眞空吸引器治療是利用眞空引導器的負壓將血液吸引至海綿體內，再用橡皮圈套於陰莖的根部來達到海綿體充血及勃起。如果對這些治療方法沒有反應，可採用海綿體內血管擴張劑注射治療。海綿體注射藥物治療則是由患者在行房前5分鐘，自行於海綿體內注射血管擴張劑，來達到海綿體充血及勃起的效果。缺點是使用上比較不方便，注射時局部會發生少許疼痛現象。而較新的治療選擇還包括低能量震波治療，亦有勃起功能改善的報告。

如果上述治療都無法改善症狀，患者還可以選擇第三線的治療，也就是人工陰莖植入手術。人工陰莖植入手術治療是將人工合成的支架放在患者的海綿體內，來達到勃起的效果。其它也有一些仍在進行中的實驗性治療，包括幹細胞療法，但仍需要更多的臨床證據來支持。

攝護腺根除術後引起的勃起功能障礙，目前仍沒有一致且適用於每個病人的治療方式。治療的選擇可與醫師討論，包括治療順序、藥物的種類和劑量，甚至新的治療方法。治療的時機可在術後拔除尿管後、或第一個月期間；儘早開始治療、復健，勃起功能的恢復就愈可能，絕對不要放棄。

## 術後勃起功能障礙的治療

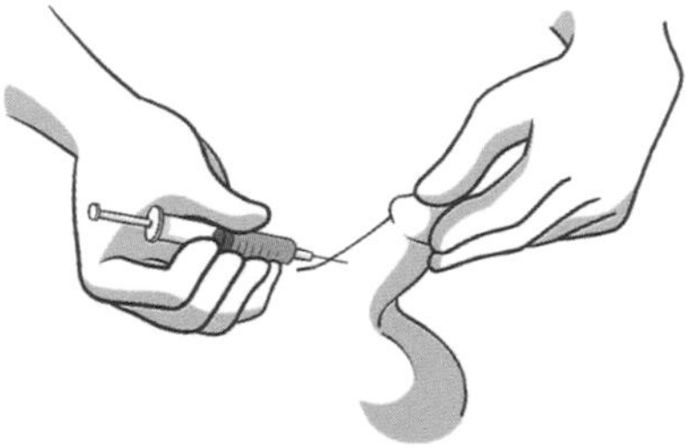

將針頭插入注射位置，並施打藥物。

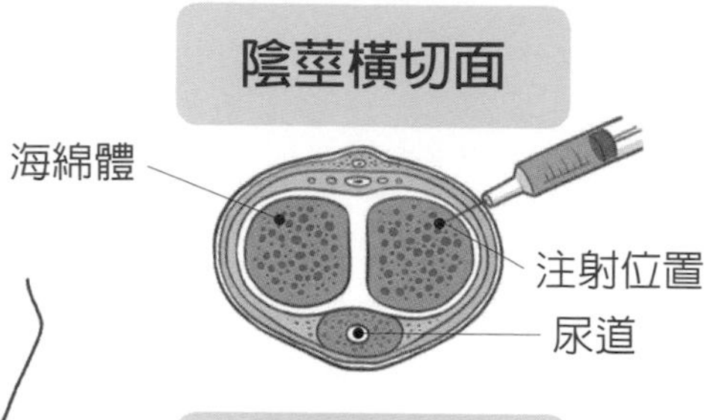


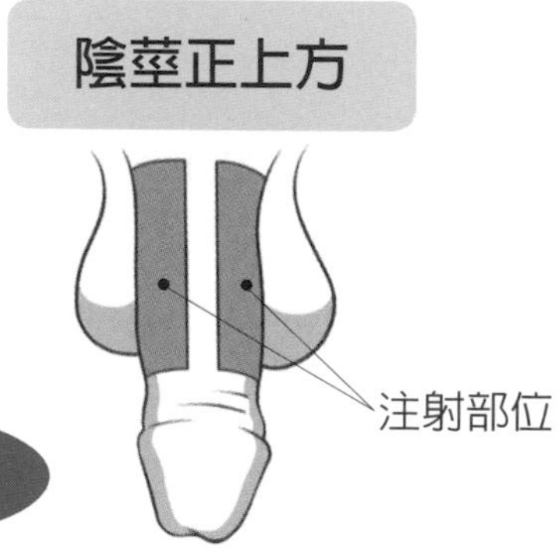


自我注射

手術

口服藥物

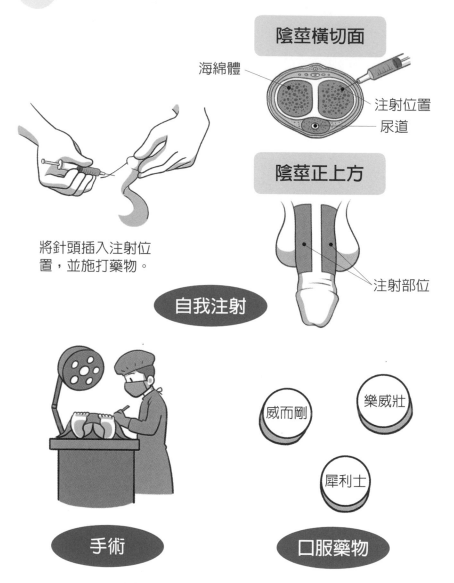

▲ 勃起功能障礙並不是無法治療，只要找對方法，
也可以恢復到以前的勃起狀態。

## 什麼是放射線治療？所有期別的攝護腺癌都可以治療嗎？

放射線治療（俗稱電療），是利用高能量放射線破壞癌細胞，來達到抑制它們生長及分裂。放射線主要照射在骨盆腔的區域，並且對原發腫瘤的部位，再追加所謂加強性的放射線。是攝護腺癌患者可接受的另一種治療方式。

如同手術一樣，放射線療法也是局部治療，只能殺死治療區域的癌細胞。放射線治療也可以應用在早期攝護腺癌的患者身上，它可以用來替代手術；也可以使用在手術後的患者，用來殺死該區域殘存的癌細胞。對於廣泛性攝護腺癌的患者，放射線治療可以用來減輕疼痛或其他問題。

放射線可能來自機器（體外放射線）或來自植入體（一個小容器內含放射性物質）直接置入腫瘤內或附近（體內放射線）。有些患者會合併使用這兩種放射線治療。

體外放射線治療患者，需每天到醫院接受治療。通常一週五天，約持續六週。這樣的時間安排是將放射線照射的總劑量分開給予，以保護正常組織。

接受體內放射線治療的患者，當植入物置入體內後，患者必須住院數天。植入物可能是暫時性的或永久性的。當暫時性的植入物被移除後，體內就沒有任何的放射線。永久性植入物的放射線量對其他人不會有太大的危險性，但患者在植入期間還是要小心，避免太長的時間與他人親密接觸。

攝護腺癌中期的患者，由於開刀無法清除乾淨，一般不會考慮手術治療，主要還是以電療或冷凍手術。

### 所謂放射線治療

放射線治療

＝

局部治療

只能殺死治療區域的癌細胞

### 放射線治療的種類

體外
放射線治療
每周 5 天 ✕ 6 週

體內
放射線治療
需住院觀察數日

## 放射線治療示意圖

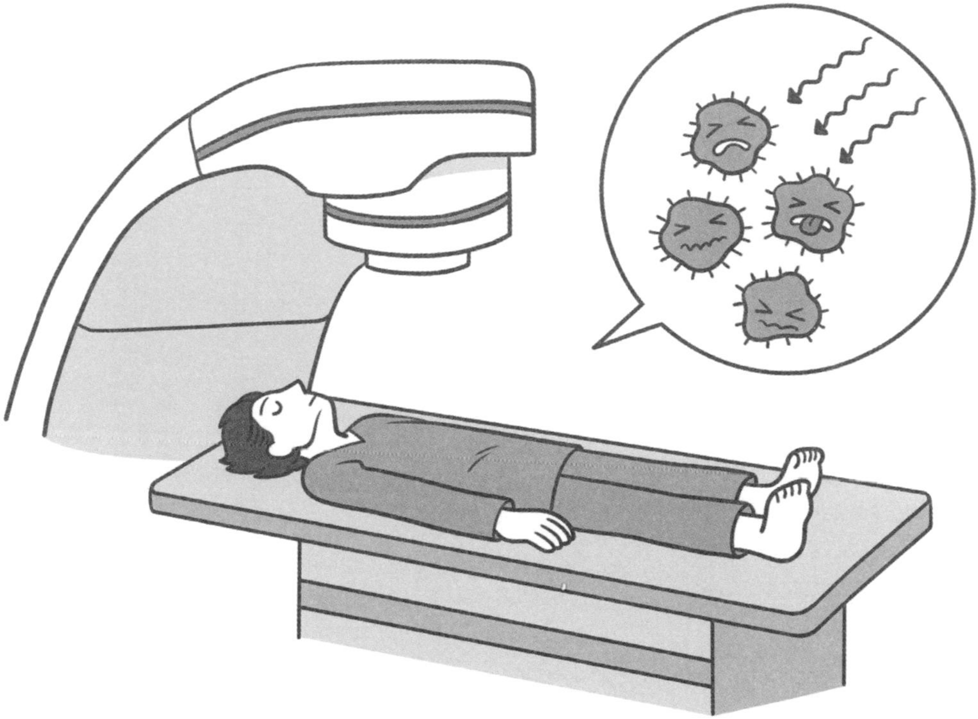

▲ 放射線治療（俗稱電療），是利用高能量放射線破壞癌細胞，來達到抑制它們生長及分裂。

# 放射治療在攝護腺癌治療中的優缺點？

放射治療是以集中的輻射線破壞攝護腺內的癌細胞，使癌細胞無法持續增長。針對早期攝護腺癌可以得到和根除性攝護腺切除術相同的治癒率。而晚期攝護腺癌則以放射和荷爾蒙治療爲主。

對於手術後仍有危險因素，或術後PSA再增高，而懷疑局部復發的病患，也可以選擇使用放射治療。

但它的缺點是治療時間長，療程常需花費7～8個星期，每天治療一次，每次約需5～10分鐘。另外，因膀胱與直腸緊鄰攝護腺，有些病患在照射後會有輕微解便或排尿問題。

它的好處是治療效果很好，效果與手術切除術相當，五年存活率約80～90%。無論是早期或晚期、年輕或年老、有無心臟病、糖尿病、高血壓都可治療。放射線治療僅照射在下骨盆腔，對於心臟、肝臟、肺臟、腎臟等器官不會造成任何影響。

## 放射治療的優點

- 五年存活率高
- 不會疼痛
- 治療效果佳
- 沒有傷口
- 早期／晚期皆可治療

## 放射治療的缺點

- 排尿問題（放射性膀胱炎）
- 排便問題（放射性直腸炎）
- 其他（腹瀉、腹痛等）

## 用放射治療攝護腺癌會有副作用嗎？

放射治療是攝護腺癌常用的術後輔助治療手段，但很多患者不能耐受放療的副作用，而無法完成治療，使其效果大打折扣。此外，放療的副作用沒有好好處理會導致患者的身體狀況越來越差，那該如何減輕放療的副作用呢？

由於放射性物質對腫瘤進行殺傷，也會傷害到正常的組織部位，因此放射治療往往會產生嚴重的併發症，如急性胃腸道反應、腹瀉、泌尿系統症狀等，而嚴重的腹瀉會使患者難以繼續接受治療。這些不良的症狀一方面給患者帶來更多的不適，另一方面因爲無法繼續治療，疾病將得不到控制。

而植入式放射療法因局限於攝護腺，對泌尿功能和性功能及排便功能較沒有影響，因此降低了這種放射治療併發症的可能性，其主要的併發症是血栓性靜脈炎，淋巴管炎等，約占16％左右。後期主要是水腫，排便困難，約8％（相較這種症狀體外照射是80～90％）。

## 放射治療的副作用

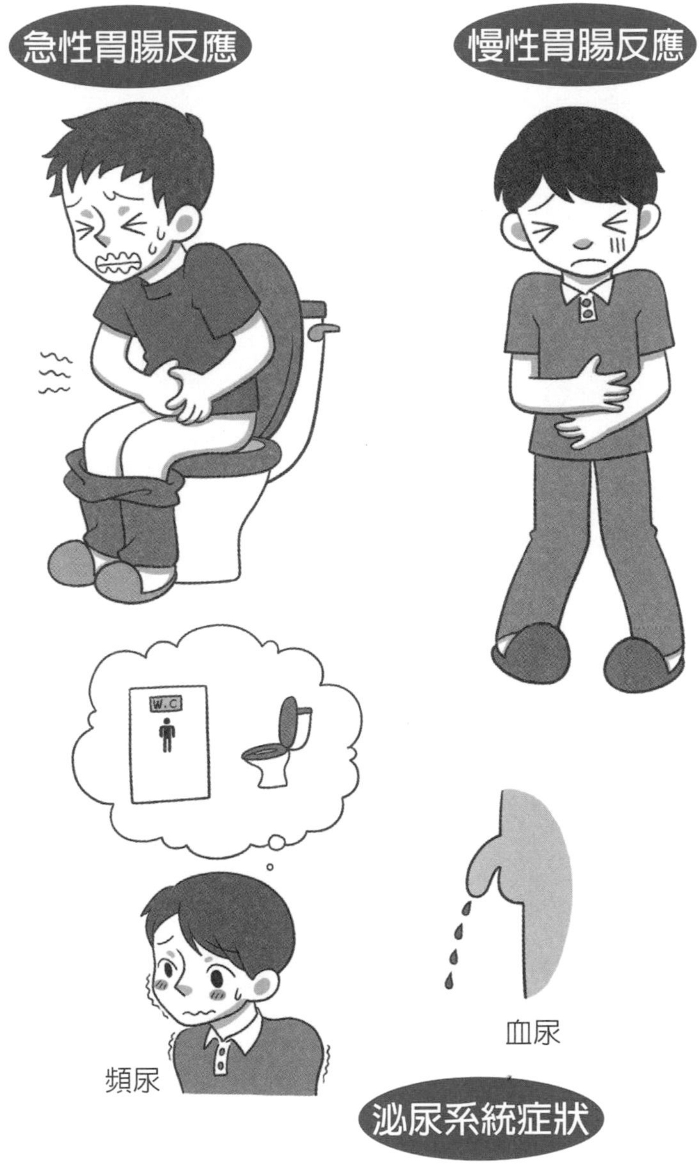

急性胃腸反應
慢性胃腸反應
W.C
頻尿
血尿
泌尿系統症狀

## 什麼是荷爾蒙療法？

## 轉移性攝護腺癌是先化療？還是先荷爾蒙治療？

荷爾蒙治療是一種全身性治療。其治療的原理是不讓攝護腺癌細胞得到它生長所需的男性荷爾蒙，因此萎縮死亡，是療效迅速且明確的治療方式。

相較於荷爾蒙療法，化學治療在晚期攝護腺癌的患者並不太受重視，原因乃在於攝護腺癌細胞的生長速度相當慢，進入細胞週期進行分裂中的細胞很少，因此對化學治療的敏感性相當差。所以，轉移性攝護腺癌還是先以荷爾蒙治療較佳。

最早運用荷爾蒙療法來治療晚期、或轉移性攝護腺癌，主要是採取外科去勢（雙側睪丸切除）的方法。因爲人體百分之九十以上的男性荷爾蒙是由睪丸所分泌，切除睪丸可大幅降低血中男性荷爾蒙的濃度。

後來發現，口服女性荷爾蒙也可以和外科手術有相同的效果，口服女性荷爾蒙可以在短期內，將血液中的男性荷爾蒙的濃度降到谷底，這使得患者的骨骼疼痛和腫瘤壓迫的症狀得到有效的緩解。只是長期使用女性荷爾蒙的副作用太大，尤其有心臟血管方面的副作用，因此，目前已很少使用。

荷爾蒙治療的方式有很多種。包括：

(1)睪丸切除術：將睪丸切除，以除掉主要製造男性荷爾蒙的來源。

(2)黃體素促進激素（LHRH analogue）：是用來先激發再抑制睪丸製造睪固酮。

(3)黃體素抑制激素 (LHRH antagonist)：自腦下垂體抑制睪丸分泌睪固酮。

(4)動情素：一種女性荷爾蒙，用來抑制睪丸製造睪固酮，目前已少用。

(5)抗雄性素製劑：在睪丸切除術或黃體素促進激素後，身體無法再從睪丸得到睪固酮。但腎上腺仍然會製造少量的男性荷爾蒙。服用抗雄性素製劑，會阻斷殘存的男性荷爾蒙，藉由這種合併性治療達到完全的雄性激素阻斷。

轉移性攝護腺癌通常可以用荷爾蒙治療控制一段時間，而且成效是好幾年。但是，大部分攝護腺癌細胞最後還是演化到僅需要少量或根本不需要男性荷爾蒙就能生長的階段。此時，荷爾蒙治療就不再有效，就必須進入化學療法階段。

一般來說，荷爾蒙治療法適合中期及晚期的攝護腺癌患者。

## 什麼是「高風險荷爾蒙敏感性轉移性攝護腺癌」？如何治療最恰當？

最近衛福部根據最新的臨床研究結果，核准澤珂可以提早用於治療新診斷的「高風險的荷爾蒙敏感性轉移性攝護腺癌」，與雄性素去除療法合併使用，讓高風險的患者可以得到更有效的非化學治療。

這裡的高風險定義就是下列三種情況中有任兩種符合就算。

(1)葛里森分數大於、等於8分

(2)大於三處骨轉移病灶

(3)有內臟轉移病灶。

最新發表的第三期臨床試驗，證實新診斷高風險的荷爾蒙敏感性轉移性攝護腺癌患者，接受澤珂合併雄性素去除療法，其三年存活率可達66％，降低了38％死亡風險，並能延緩疾病惡化達一年半。

所以，新型的口服第二線荷爾蒙抑制劑可以延長患者生命，並提升生活品質。加上衛福部核准澤珂可提早用於治療，新診斷高風險的荷爾蒙敏感性轉移性攝護腺癌，與雄性素去除療法合併使用，對患者來說，更是一大福音。

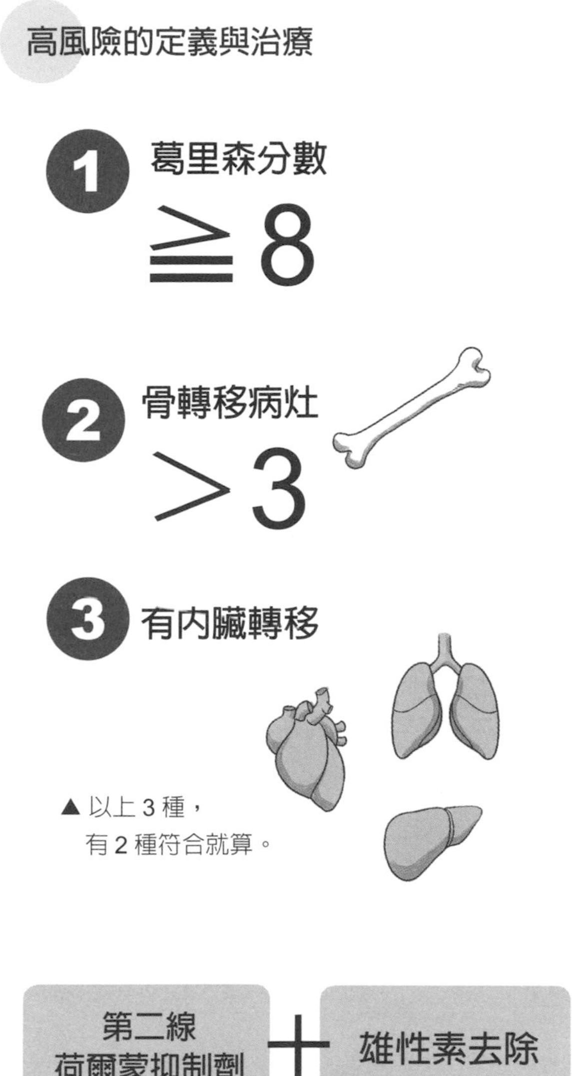

# 哪些攝護腺癌患者可以接受荷爾蒙治療？

對於晚期攝護腺癌，若有淋巴結、骨骼轉移的腫瘤，可以荷爾蒙治療（或作睪丸切除）的方式，用以抑制癌細胞生長。

當患者血液中男性荷爾蒙的濃度降到谷底時，攝護腺癌細胞就會停止生長。骨骼疼痛和腫瘤壓迫症狀等就可以得到有效的緩解。因此，只要利用不同的機轉來阻斷男性荷爾蒙的生成，或抑制其作用，攝護腺癌細胞就無法得到它生長所需的男性荷爾蒙。但是轉移出去的攝護腺癌，通常只能藉由荷爾蒙治療控制幾年，而且大部分的攝護腺癌細胞還是會演化成僅需少量或根本不需要男性荷爾蒙就能生長的狀態。

荷爾蒙治療的方式有很多種，包括睪丸切除術。因爲人體90％以上的男性荷爾蒙是由睪丸所分泌，切除睪丸可大幅降低血中男性荷爾蒙的濃度。另外，也可使用抗雄性素製劑，阻斷任何殘存男性荷爾蒙的作用。而阻斷腎上腺男性荷爾蒙也可用來治療轉移性攝護腺癌。

## 可接受荷爾蒙治療的患者

**1** 晚期患者（腫瘤已侵犯至攝護腺以外，如：儲精囊、淋巴結或骨骼轉移等）。

**2** 曾接受根除性攝護腺切除術或放療後，血清PSA 升高的患者。

**3** 為減少腫瘤體積，以荷爾蒙治療為輔助性治療的患者。

▲ 荷爾蒙治療主要是將患者血液中的男性賀爾蒙濃度降低，促使癌細胞停止生長。

# 使用荷爾蒙治療攝護腺癌，會有什麼副作用？

在使用荷爾蒙治療時要特別注意，必須追蹤PSA的反應。因爲殘存的攝護腺癌組織，可能會在幾年後轉變成對荷爾蒙治療具有抗藥性的腫瘤，因此，必須經常監控。

使用荷爾蒙治療，例如睪丸切除術、黃體素促進激素（LHRH）及動情素和抗雄性素常會引起一些副作用，如性慾降低、陽萎及熱潮紅等。部分患者會發生男性女乳症，其乳房會漲大並發生漲痛感，不過只要使用低劑量放射線治療（10～15格雷）照射乳房，或是在兩側乳房作預防性照射，或用止痛劑都可以減少漲痛的發生。

使用黃體素促進激素的初期會造成腫瘤快速生長，而使患者症狀加劇。但是當睪固酮血中濃度下降後，腫瘤生長速度就會趨緩，患者的狀況也會改善。

接受動情素或抗雄性素的治療初期的主要癥狀是，全身發熱、臉頰泛紅、冒汗、胸部腫脹疼痛。後期的主要癥狀則是，腿部筋骨痠痛、全身倦怠等。

## 荷爾蒙治療的副作用

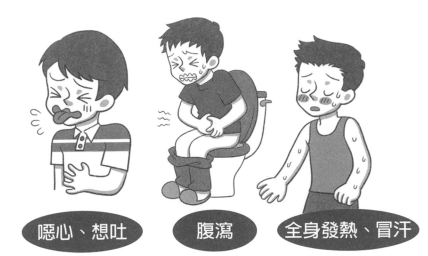

嘔心、想吐

腹瀉

全身發熱、冒汗

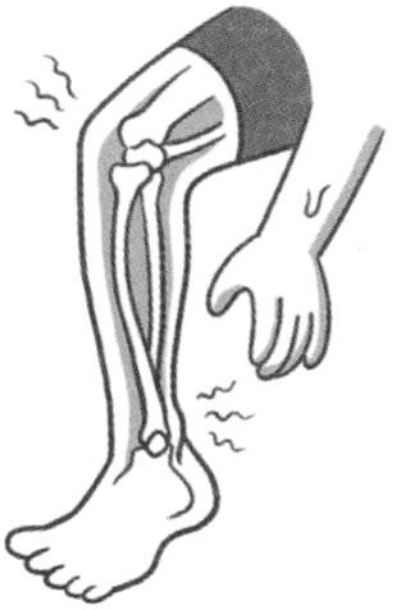

腿部筋骨痠痛

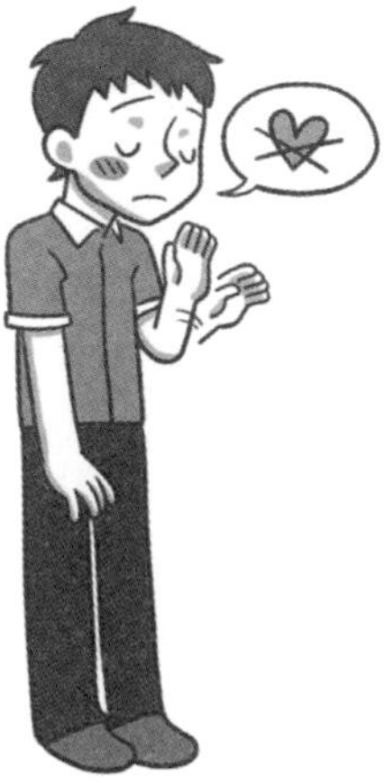

性功能障礙

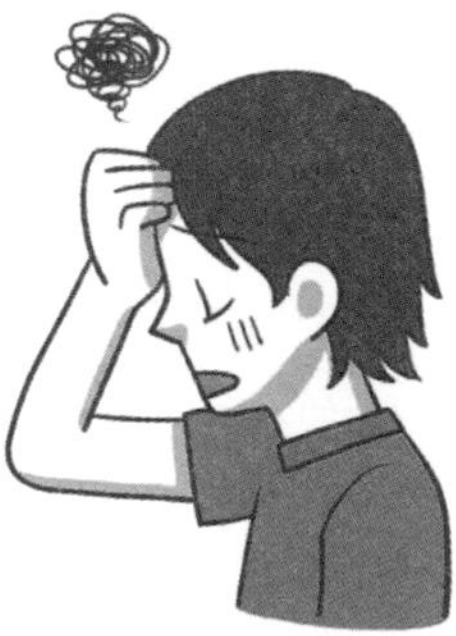

疲倦

# 攝護腺癌的化學治療與常用的藥物有哪些？

一般而言，攝護腺癌的患者年齡偏高，對於毒性較大的化學治療較不能忍受，不太適合年老體衰的攝護腺癌病患使用。而且攝護腺癌細胞對單劑抗癌藥物治療反應比較差；同時轉移病灶大部分在骨骼，比較不容易判定化學治療的效果。因此過去大多會先以荷爾蒙治療爲主，但荷爾蒙治療畢竟有限制，雖可以縮減腫瘤之體積，但絕大多數病患病情會隨時間而惡化，爲了改善疼痛的症狀，而必須以化學療法作爲輔助。尤其最近新藥的開發及治療方式的改變，化學療法漸漸受到重視。

1. **太平洋紫杉醇**（Taxotere）：經動物實驗，太平洋紫杉醇已證明可抑制攝護腺癌細胞的浸潤及轉移，在臨床上單獨使用於治療攝護腺癌上，雖然在延長病患存活期沒有太大意義，但與其他抗癌藥劑併用時，則會增強效果。

2. **Estramustine phosphate**：是專爲攝護腺癌病患設計的藥物，其所導致的副作用不大，但因藥物成分有女性荷爾蒙的活性，因此較不適用於有心血管疾病風險的病患，一般會建議合併使用阿斯匹靈。唯使用上需並加其他藥物，利用協同作用增進效果。臨床試驗上，本藥劑與Vinblastine，太平洋紫杉醇，vinorelbine或etopside等合併使用，病患血清PSA濃度減少50%以上者高達50～60%，而反應率亦達到30～50%。

**3. Novantrone（Mitoxantrone）**：Novantrone爲一種非細胞週期特異性之抗腫瘤藥劑，其溶液呈藍紫色，所以常暱稱爲小藍莓。主要作用爲經由插入DNA雙螺旋內以抑制DNA之合成，與類固醇併用可減少攝護腺癌病患之疼痛、減少血清PSA濃度、減緩末期疾病之進行以及提高病患之生活品質。

**4. 艾黴素（Doxorubicin）**：這是傳統上常用的化療藥物，一般給藥頻率是一週注射一次或三週注射一次，此藥毒性較強、會掉髮，一週一次給藥較溫和。其他類的化療藥物有：Endoxan通常以口服爲主，每個週期服用兩週、休息1～2週；與另一藥物mitomycin-C，都爲頑固性、具抗藥性的攝護腺癌使用較多。

**5. Cabazitaxel（Jevtana）**：是二〇一〇年六月，美國FDA核准的化學靜脈注射藥物。是對有荷爾蒙抗性攝護腺癌病人，使用Docetaxel化學治療藥物後無效的第二線化學治療藥物。副作用是有嗜中性白血球減少而造成的發燒、無力感、拉肚子等。

**6. 易莎平注射劑（Ixabepilone）**：爲另外一種新的Taxane類藥物，對於有荷爾蒙抗性攝護腺癌病人，使用化學治療藥物無效後的第二線化學治療藥物，主要副作用，包括有嗜中性白血球減少而造成的發燒、神經病變等。

**7. Darolutamide（諾博戈，Nubeqa）**：適用於治療非轉移性的去勢抗性攝護腺癌（nmCRPC）的病人。是新一代抗荷爾蒙藥物，一種雄性素受體抑制劑。Darolutamide 以競爭方式抑制雄性素結合、雄性素受體核易位以及雄性素受體媒介調節的轉錄，降低攝護腺癌細胞的增殖。適用於接受促性腺激素釋放激素（GnRH）類似物或應進行雙側睪丸切除術後，攝護腺特定抗原（PSA）仍在升高，且尚未有遠端轉移之攝護腺癌病人。能有效延長病人發生轉移的時間，延長病人整體存活時間。常見的副作用爲疲倦。

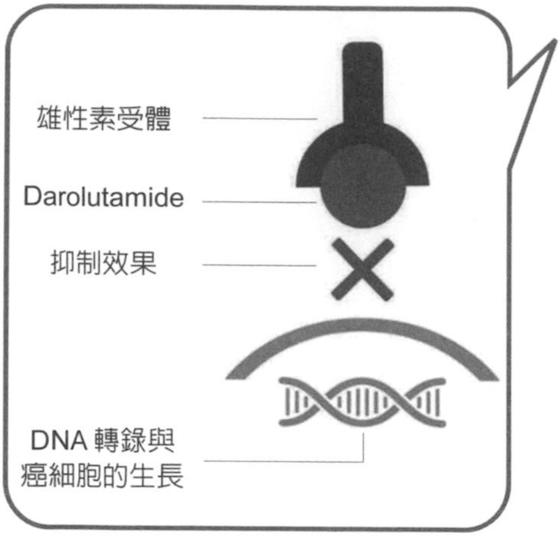


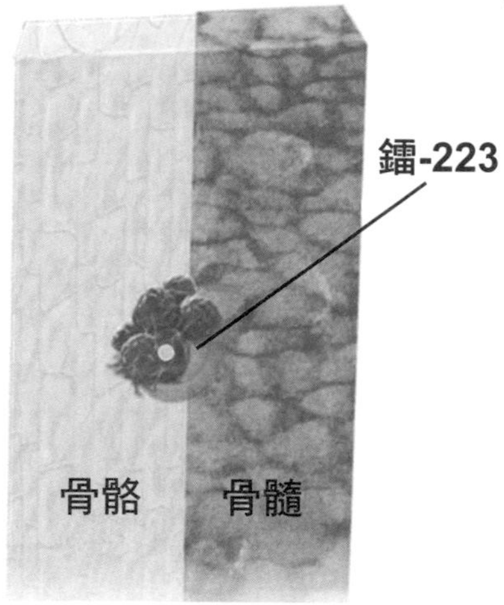


α-射線的輻射範圍小於 100 微米(μm)，僅十個細胞的寬度，不會破壞周遭正常細胞

**8. Radium-223（鐳治骨，Xofigo）**：適用於去勢抗性攝護腺癌病人，其合併有症狀的骨轉移且尚未有臟器轉移者。爲治療用的 $\alpha$ 粒子放射藥品。其活性組成鐳－223（鐳－223 二氯化物）爲擬似鈣離子，與骨礦物質羥基磷灰石形成複合物而選擇性作用於骨頭，特別是骨轉移區域。其藉由 $\alpha$ 放射線的高線性能量轉移，會導致鄰近腫瘤細胞中高頻率的雙股去氧核醣核酸（DNA）斷裂，產生強效的細胞毒殺性效果。臨床上可作爲有症狀（常爲骨頭疼痛）去勢抗性攝護腺癌的病人治療，能有效延長病人整體存活時間、改善骨頭疼痛等症狀並延長發生有症狀骨骼事件的發生時間。常見的副作用包括：血球減少、腹瀉、嘔吐、噁心等。

這些新的攝護腺癌藥物已大幅改變臨床醫師的做法。在傳統治癌上，我們大多將化學藥物使用於荷爾蒙治療無效的病患。但一般在此階段的病患可能年齡偏高、體力較差、病情嚴重程度可能無法接受這些藥物。目前已有嘗試在早期的攝護腺癌提前使用這些化療藥物，例如在發現的早期或轉移的早期，合併荷爾蒙藥物治療。這些臨床研究在未來可以提供我們更有效的治療方式，減少攝護腺癌病患的不適，以及提升存活之道。

# 化學治療對攝護腺癌患者有什麼副作用？

使用化學療法的患者常會感到筋疲力盡、昏昏欲睡、迷惘、焦躁、胃口差、精神不集中，睡多久都覺得不夠。而且在化療後幾個小時內，有些患者會有噁心嘔吐的現象，爲了保持胃口，可以使用抗嘔藥物。

有些化療藥、止痛藥、抗嘔藥也會影響消化系統內壁，導致便祕或腹瀉，若發生便祕或腹瀉的狀況，應通知醫護人員，看看是否要改變用藥或分量。

若發現口腔或喉部異常，例如疼痛潰爛、唾液黏稠、呑嚥困難，應立即通知醫護人員。如果口腔覺得乾燥，應補充水分，多喝些湯湯水水。

化療開始後兩、三個星期可能會出現脫髮的情形，有時候連手、腿、胸口、陰部、眼部等部位的毛髮也會脫落，但只要化療停止後，頭髮就會慢慢恢復生長。皮膚也可能會因爲化療而變黑、脫皮、乾燥、或者對陽光敏感導致皮膚搔癢或脫皮。有些化療藥物會使患者的手指或腳趾感到刺痛甚至痲痺，腿部肌肉無力。

患者的血液也可能會出現問題，導致發炎、流血不止、貧血，一旦有以上症狀都應立即通知醫師。另外，化療也可能會減少精子的數目和活動的能力，以致短暫甚至終身不孕。而勃起和維持勃起的能力也可能會受影響，但這些通常只是暫時的狀況。

## 化學治療的副作用

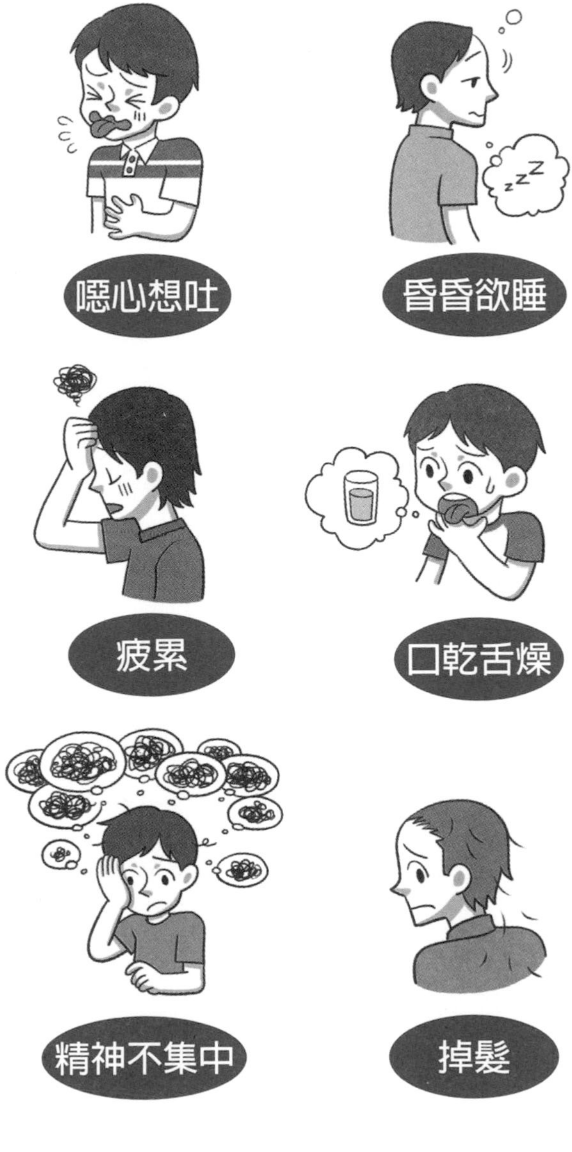
噁心想吐
昏昏欲睡
疲累
口乾舌燥
精神不集中
掉髮

# 為什麼攝護腺癌的化學治療，通常在荷爾蒙治療無效後才使用？

一般而言，攝護腺癌的患者年齡都偏高，對毒性較大的化學治療較不能忍受，所以化療不太適合年老體衰的攝護腺癌病患使用。而且攝護腺癌細胞對單劑抗癌藥物治療反應比較差；同時攝護腺癌轉移病灶大部分傾向在骨骼，比較不容易判定化學治療的效果，因此過去大多會先以荷爾蒙治療爲主。

在這類藥物中，以屬於蒽崑類的 mitoxantrone 最爲著名，其溶液呈藍紫色，所以常暱稱爲小藍莓。Mitoxantrone 除了具有一定的療效外，其副作用小，但長期使用後，發現並沒有延長壽命，因此現在較少被使用，另一藥物爲 estramustine，這是一個專爲攝護腺癌病患所開發的藥物，其所導致的副作用也不大，但因藥物成分有女性荷爾蒙的活性，因此較不適用於有心血管疾病風險的病患。

近幾年來，新一代的化療藥物在攝護腺癌的治療上有相當的進步，其中以紫杉醇類藥物最爲令人期待，克癌易（Docetaxel）爲其中代表性藥物。在一項大型的研究中顯示，克癌易與 mitoxantrone 類比較，克癌易不但在緩解症狀上顯著優於 mitoxantrone，而且能延長病患的存活時間。

以往，許多醫師會質疑化學治療在攝護腺癌的臨床價值，他們的理由是：這類藥物固然可以緩解症狀，但對生命的延長並無顯著的效果。可是最新的研究，推翻了這些觀點，新處方延長了傳統藥物所不能達到的病人存活期。

當然，克癌易會導致血球數下降、發燒、掉髮、指甲病變、腹瀉、口腔炎、四肢末端麻痺以及水腫等副作用。因此，建議使用於年齡較輕、身體狀況較良好的病人。除了克癌易外其他的抗癌藥物如：汰癌勝（Paclitaxel，另一種紫杉醇）在一些研究上也顯示其療效與克癌易相當，有效反應程度都在40～50％以上，但需和 estramustine 合併使用。汰癌勝的副作用與克癌易差不多，因此在使用上亦需謹慎小心。

在傳統治療攝護腺癌上，我們大多將化學藥物使用於荷爾蒙治療無效的病患。然而，目前已有一些臨床試驗，提前在早期的攝護腺癌使用這些化療藥物，例如：在發現的早期或轉移的早期，合併荷爾蒙藥物來治療。而且這些臨床研究的成果，已證實是更有效的治療方式，可以減少攝護腺癌病患的不適，以及提升存活之道。

## 安可坦也可用在化療無效的攝護腺癌病人嗎？與澤珂有什麼不同？

安可坦（Xtandi）與澤珂（Zytiga）都可用來治療晚期攝護腺癌，並且延長病人的存活期，只是藥品本身的作用方式不同。

安可坦有下列三種作用：

⑴與雄性素競爭受體

⑵抑制受體進入細胞核

⑶在核內抑制DNA的結合及活化。

而且與澤珂藥物的特性也不同，因此醫師會依照病人本身不同的狀況來選擇用藥。舉例來說，服用澤珂之後，有產生心血管或是肝臟方面的不良反應，或病人本身就有相關的病史，例如心衰竭或是肝功能異常等，那就比較適合使用安可坦，以避免相關不良反應。

另外，澤珂必須搭配類固醇使用，而安可坦則不需要併用類固醇，因此，如果病人的身體狀況不適合使用類固醇的話，醫師也會考慮優先使用安可坦。

此外，澤珂使用一段時間後無效時，可以轉換使用安可坦；相對的，安可坦使用一段時間後，若無特別禁忌症，亦可改用澤珂。

整體來說，因爲每位病人的狀況都不盡相同，因此沒有辦法一概而論何種治療方式比較好。建議可以與您的醫師討論，依照自身的狀況來找出最適合的治療方式。

| | 安可坦 | 澤珂 |
|---|---|---|
| 作用方式 | 阻斷雄性素受體信號傳遞路徑，抑制癌細胞生長 | 抑制體內酵素，減少雄性素合成。 |
| 使用方式 | 口服，不限服用時間 | 口服，必須空腹使用。 |
| | 不須搭配類固醇 | 必須搭配類固醇使用。 |
| 不良反應 | 最常見的不良反應為無力／疲勞、熱潮紅、頭痛和高血壓。<br>其他重要不良反應包括跌倒、非病理性骨折、認知障礙和嗜中性白血球減少。 | 在≧ 10% 患者中發現的不良反應為周圍水腫、低血鉀、高血壓、尿道感染。<br>其他重要的不良反應包括心臟功能異常、肝毒性、骨折和過敏肺泡炎。 |

# 轉移性攝護腺癌的最新治療

最近幾年來，新型的口服荷爾蒙抑制劑（第二線荷爾蒙治療）出現了，臨床上就可以接續在化療後面使用，甚至，在化療之前也可以開始使用，讓沒有體力接受化療的患者，也有繼續接受治療的機會。

對於新診斷的轉移性攝護腺癌病患，目前在治療的選項當中，除了化療之外，臨床實驗也證實，提前使用新型的口服荷爾蒙抑制劑（第二線荷爾蒙治療），像澤珂合併類固醇，也可以有效延長病患的存活期。

澤珂這個藥物，俗名叫做阿比特龍，是一種雄性激素的生合成抑制劑。

因爲癌細胞主要是依賴雄性素來生長，而雄性素是從睪丸、腎上腺、跟癌細胞這三個來源生成。但傳統的荷爾蒙治療只能阻斷來自睪丸的雄性素。

而現在，使用澤珂合併類固醇治療（第二線荷爾蒙治療），就可以阻斷來自睪丸，腎上腺跟癌細胞這三個部位的雄性素的生合成，是全面阻斷癌細胞需要的生長因子。

最近大型臨床實驗證明，若將新型的口服荷爾蒙抑制劑（第二線荷爾蒙治療）使用在還沒有接受過化療的患者身上，可以更有效的延長病患存活期。而且症狀減緩之後，患者需要開始接受化療、或是使用鴉片類止痛藥的時間也可以隨之延後，進而提升生活品質。

### 轉移性攝護腺癌的傳統治療

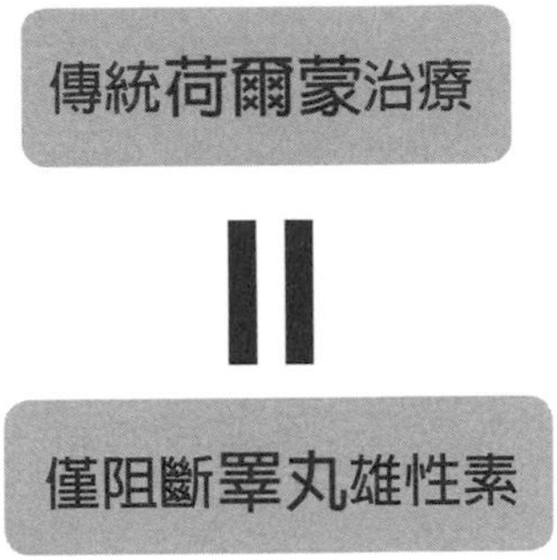


### 轉移性攝護腺癌的新型合併治療

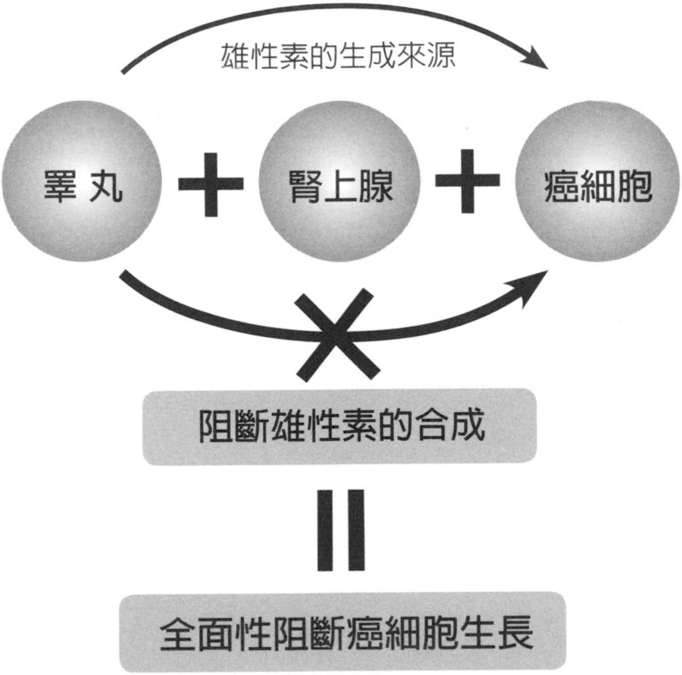

# 何謂雄性素抵抗性攝護腺癌？該如何治療？

治療攝護腺癌的首選方法是抑制體內雄性素的濃度。但在經過一段時間的荷爾蒙治療後，病情未進入一個停滯期，而且多數患者會對於荷爾蒙治療開始變得不敏感，轉變爲雄性素抵抗性的攝護腺癌。就是內分泌治療（荷爾蒙治療）對攝護腺癌細胞失去抑制作用，而且攝護腺癌細胞不完全依賴雄性素而生長，即稱爲雄性素抵抗性攝護腺癌，其特性有：

(1)血清雄性素降到去勢水平。

(2)連續三次間隔兩周所測得的血清ＰＳＡ值遞次上升。

(3)停用抗雄性素藥物至少四週。

(4)在運用「第二線荷爾蒙治療」的情況下，ＰＳＡ值仍持續上升。

此外，如果患者有出現骨或軟組織腫瘤病灶繼續進展的現象，即使ＰＳＡ值沒有升高，也應歸入雄性素抵抗性攝護腺癌。而一旦疾病進展至雄性素抵抗階段，那麼平均生存時間就僅剩12～18個月，而且在治療方面，有效的方法就非常有限。

口服雄性素生合成抑制劑（Abiraterone acetate）是經由阻斷CYP17基因而產生作用，以抑制腎上腺和腫瘤內雄性素合成。但對於病情已惡化或醫師判定荷爾蒙治療失效性的攝護腺癌，可以選擇使用或再合併化學治療，或是進行其他較實驗性的治療方法。

## 雄性素抵抗性攝護腺癌的成因

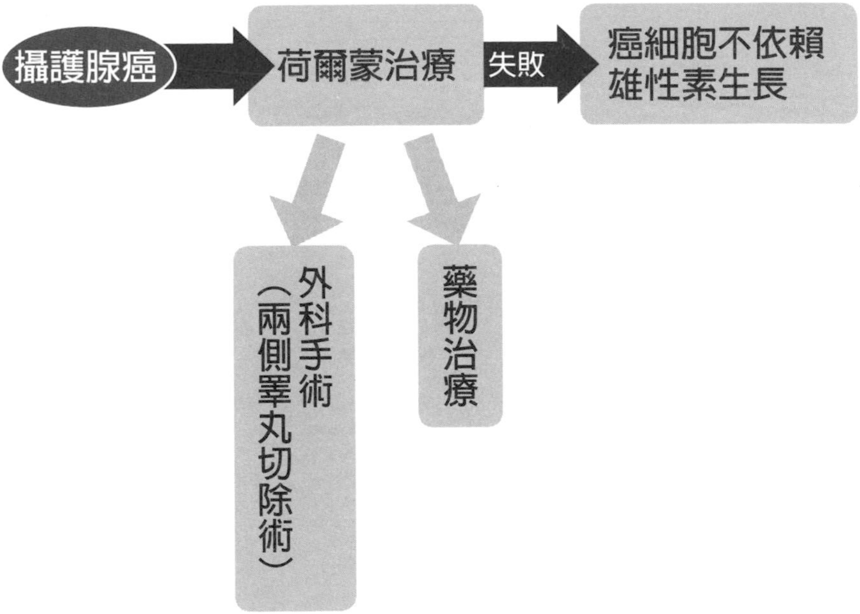

## 什麼是攝護腺癌的冷凍治療？

所謂冷凍治療，其所運用的醫療原理是利用極低溫（攝氏零下40度）快速冷凍與再溶解的方式，將癌細胞消滅殺死。

目前國內所使用的冷凍治療方式是在超音波的引導下，將3至8根冷凍探針插入選定的位置，再以攝氏零下40度的極低溫將攝護腺變成冰球進而破壞癌症組織。手術時間大約歷時90分鐘至2小時，出血量極少，患者術後可以立即進食，下床走動，對於年紀大，體力不佳的患者是不錯的選擇。

其治療效果對於攝護腺癌第一期及第二期的效果與根治性攝護腺切除手術相似，術後併發症方面，陽萎率較根治性攝護腺切除手術低。不過若是腫瘤範圍較大的患者，治療後勃起功能喪失的風險高，有的患者在術後一至兩年才逐漸恢復。而且術後需放置導尿管的時間也可能會拉長。目前這項手術，健保並沒有給付，患者需自費。

## 冷凍治療簡易步驟概念

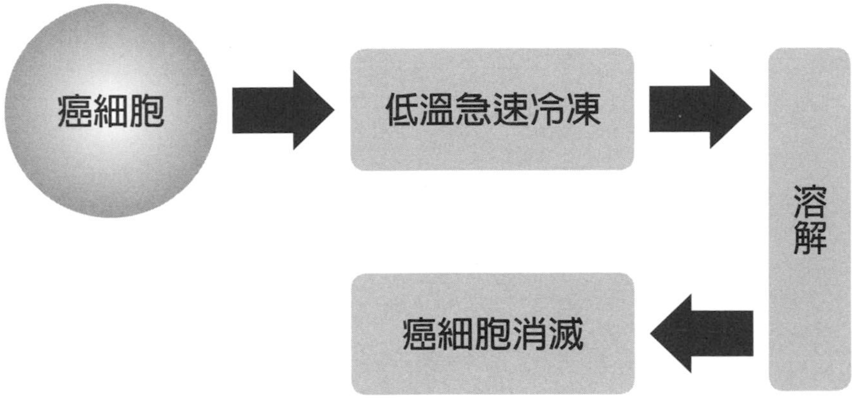


▲ 冷凍治療是利用極低溫的冷凍與溶解方式，
達到殺死癌細胞的效果。

# 何謂緩解性放射治療？其適用範圍為何？

所謂緩解性放射治療又稱爲舒緩性治療，其照射放射線的目的不在於完全消滅癌細胞，而在於抑制或減緩癌細胞的擴張，希望藉此控制或減輕癌症所造成的不適，幫助患者達到「症狀控制」和「提高生活品質」。

緩解性放射治療通常會使用較大的分次劑量，但總劑量較低。適用的範圍有：腫瘤壓迫及骨骼轉移所引起的疼痛、或腫瘤壓迫脊髓所導致的肢體麻痺、以及腫瘤轉移到腦部所引起的神經症狀等。目前最常使用的有下列兩種：

## 1 骨轉移病變及局部廣泛性攝護腺癌之緩解性放射治療：

攝護腺癌會透過局部浸潤、淋巴和血行途徑轉移到任何部位，最常轉移到淋巴結，而骨轉移則排名第二，所以骨骼掃描應列爲常規檢查之一。骨轉移的患者可能會發生病理性骨折、脊髓壓迫和嚴重骨痛等問題，而且會影響患者的生存時間和生活品質。

對於骨轉移所產生的疼痛，或是骨盆腔內因腫瘤或廣泛性淋巴結轉移壓迫所產生的骨盆腔疼痛、便祕、腸阻塞、血尿、腿部腫脹、或是輸尿管堵塞所引起的腎積水等，都可考慮緩解性放射治療，對於這些症狀緩解有相當大的治療效果。

**2以放射線同位素進行骨轉移的疼痛治療：**

對於多發性骨轉移的疼痛，除了止痛藥物外，也可以用89Sr或Rhenium-186 hydroxyethylidene（186Re-HEDP）治療，約有60～80％的骨轉移病人可達到疼痛緩解的作用，而且其療效可持續約三個月左右，唯獨價格昂貴。

### 適合做緩解性放射治療的患者

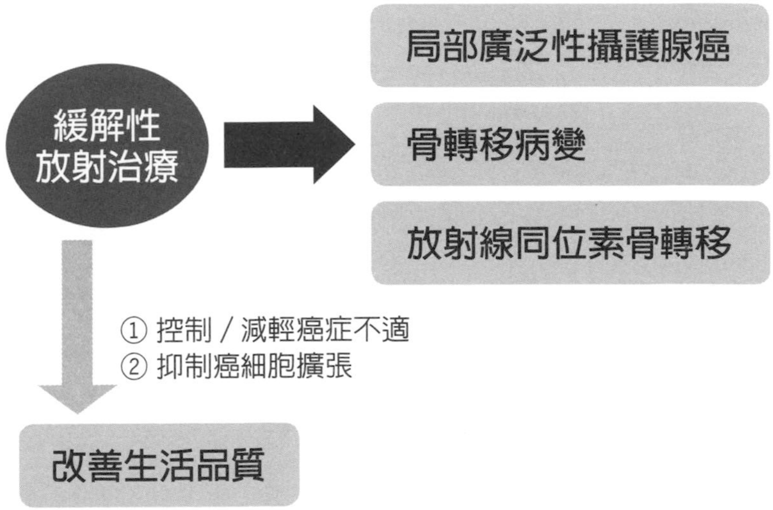

## 電腦刀是什麼？如何治療攝護腺癌？

目前對於局部未轉移攝的護腺癌，有新的放射治療方式，就是電腦刀放射手術。

電腦刀放射手術就是結合放射治療與開刀手術的優點，並克服它們的缺點所研發而成的，其原理是透過高效能電腦控制的機器人手臂，將高劑量的放射線精準的打在腫瘤上，因機器人手臂有六個活動靈活的關節，能產生一千五百六十個方向，並且能避開腫瘤附近的重要器官，因此可以將副作用降到最低，減少正常器官功能的受損。

治療過程不需要開刀，約3～5次的治療即可達到手術的效果，對於攝護腺癌較早期T1期及T2期或輕微的T3期的患者而言，電腦刀是一種不錯的選擇。

至於攝護腺癌已侵犯臨近器官的病人，可配合臨床醫師與電腦刀團隊醫師的合作，採電腦刀放射手術再配合其他療法，以達成對病人最佳的整合性治療。

早期攝護腺癌的治癒率可達90％，而末期的病人五年的存活率只有10％。

但過去的病人經治療後，常會發生性無能與尿失禁的狀況，而現在電腦刀放射手術治療的新技術就可以降低這些問題的發生率。

攝護腺癌的復發率高，所以治療後的追蹤極爲重要，必須定期回診，確定癌症是否復發。

追蹤檢查項目包括X光攝影、骨骼掃瞄、電腦斷層攝影或核磁共振攝影、血液以及尿液檢驗等。

## 電腦刀的優勢

電腦刀 →

1. 結合放療與開刀手術的優點
2. 免開刀，無須住院
3. 以放射系統自動追蹤腫瘤，直接將能量照射於患部
4. 副作用極低

## 冷凍治療是什麼？如何治療攝護腺癌？

對於局限性（第一至第三期，未轉移）攝護腺癌的傳統治療選擇，從二〇〇八年開始，冷凍治療也成爲另一種選擇。

早期使用液態氮，且無超音波監控，因此治療效果不好。現在已經演進至第四代冷凍治療俗稱「氬氦刀手術」，已經可以提供和開刀、放射線治療一樣，甚至更好的結果。

由於冷凍治療能快速殺死癌細胞的特性，而且病人冷凍治療後，隔天即可出院回家，因此這項療法在美國甚至不需要住院，當天作完，即可出院回家。若是攝護腺根除手術，一般需住院7至14天，而放射線治療則需每天到醫院接受治療（週一至週五），爲期約八週。

冷凍治療眞正的治療時間只需一個半小時至2小時，其過程幾乎不會出血，也無傷口（僅有針孔），病人術後可以立即進食，下床走動，因此不但適合一般年輕力壯的病人，更適合年紀大，體力不佳，健康狀況不良，擔心手術風險的病人，只要病人能做攝護腺切片，一般就能做冷凍治療，而且兩者的手術風險度差不多。

冷凍治療主要是從會陰部插入約4到8針的冷凍治療探針。第二期以內的攝護腺癌（2a、2b或2c期），是指癌腫瘤仍在攝護腺內，未侵犯出包膜。在癌症治療效果方面，冷凍治療、開刀或放射治療的效果相當，只是可能的併發症型態或比例不盡相同。如以冷凍治療相較於開刀，出血少很多，手術時間也短很多，對直腸的損傷較少，尿失禁等副作用也較少，術後恢復較快。若不幸腫瘤局部再度復發，還是可以再次使用冷凍治療。

如以冷凍治療和放射治療相比較，前者治療時間較短（住院一至兩天），而放射治療全程約需八週。冷凍治療的主要缺點，就是攝護腺徹底冷凍治療後，在勃起功能方面喪失的比率較放射治療者高，而且在冷凍治療二至三年後，約只有3至4成的病人其勃起功能可以恢復，但放射治療者二至三年後，約有5成患者可恢復勃起功能。若是在治療前就已經喪失勃起功能，或不在乎勃起功能者，或許可考慮冷凍治療。

如果病人希望保留勃起功能，而且腫瘤是長在攝護腺的同一側，另一側沒有腫瘤，我們可以僅冷凍患有腫瘤的那一側，保留另一側的勃起神經，那麼就約有8至9成的病人，術後可以恢復勃起功能，這種恢復的比率，就遠遠優於其他治療。

# 何謂癌症藥物免疫療法？

以往癌症的治療有手術、放射線療法、化學或標靶治療等三大支柱。近年來的治療研究有新進展，即「癌症藥物免疫療法」成爲癌症治療的第四個支柱。

免疫系統就是當病原細菌或病毒從體外侵入，或是正常的細胞轉變爲癌細胞時（罹患癌症），爲了排除這些狀況而啓動的體內機制。目的是爲了消滅危害身體的病原或癌細胞。

癌症藥物免疫療法就是啓動患者自身的免疫機制來攻擊癌細胞的療法。

化學治療、標靶治療或放射線治療是以直接攻擊癌細胞的治療方法。被視爲能夠比較快

## 免疫系統的機制

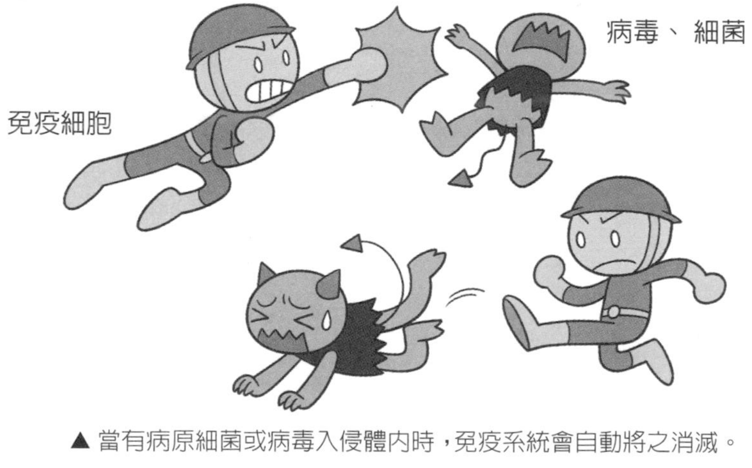


▲ 當有病原細菌或病毒入侵體內時，免疫系統會自動將之消滅。

達到癌細胞縮小的效果。

但癌症藥物免疫療法並非直接攻擊癌細胞，而是利用患者本身的「免疫」機制來攻擊癌細胞。因此，使癌細胞縮小所需的時間可能會比較長一些。

一般在免疫機制正常運作的狀態下，我們的身體會將癌細胞判定爲「異物」，並由T細胞上的**PD-1**受體偵測到，啓動免疫細胞的反應，對癌細胞展開攻擊。

所謂免疫檢查點抑制劑，即是能經由喚醒患者自身免疫機制來攻擊癌細胞的藥物。

**因為癌細胞會經由啟動免疫反應的「剎車」而使免疫機制無法運作。**

## T細胞的免疫機制

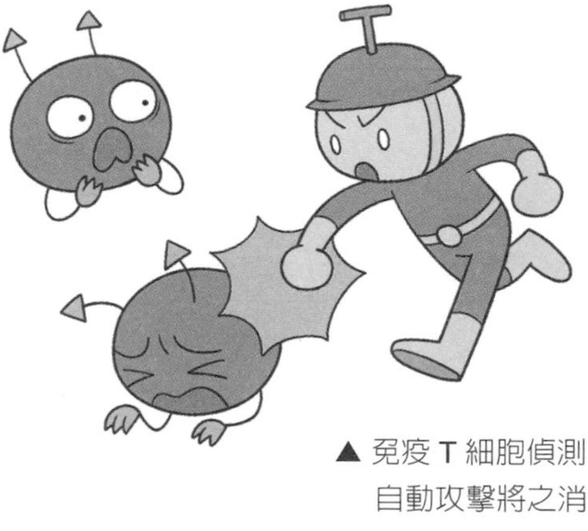


▲ 免疫T細胞偵測到癌細胞，自動攻擊將之消滅。

但是，癌細胞他會爲了逃避免疫偵測機制的攻擊，而製造出一種稱做PD-L1的物質，當這個物質與T細胞上的PD-1受體結合時，會發出「快停止對癌細胞的攻擊吧！」的信號。如此一來，T細胞免疫偵測機制就會被踩刹車，T細胞便無法攻擊癌細胞。

而目前市面上已經被台灣食品藥物管理署（TFDA）核准的免疫檢查點抑制劑，保疾伏（Nivolumab）和吉舒達（Pembrolizumab）可與T

## 癌細胞啓動免疫反應「剎車」

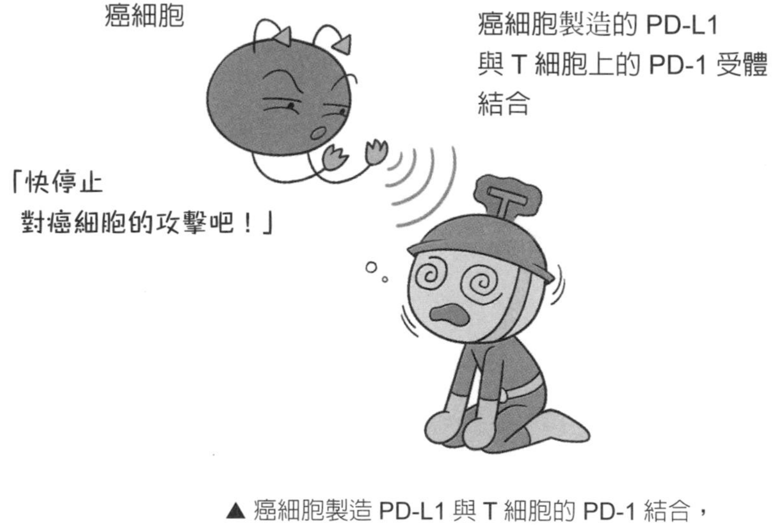
癌細胞
癌細胞製造的 PD-L1
與 T 細胞上的 PD-1 受體
結合
「快停止
對癌細胞的攻擊吧！」
T

▲ 癌細胞製造 PD-L1 與 T 細胞的 PD-1 結合，
逃避免疫偵測攻擊。

細胞的 PD-1 結合，阻止 T 細胞的 PD-1 與癌細胞所製造的 PD-L1 結合，使的免疫機制免於被踩剎車，得以提升 T 細胞攻擊癌細胞的力量，因而被稱做爲抗 PD-1 抗體的藥物。

## 免疫檢查點抑制劑與 T 細胞的作用機制

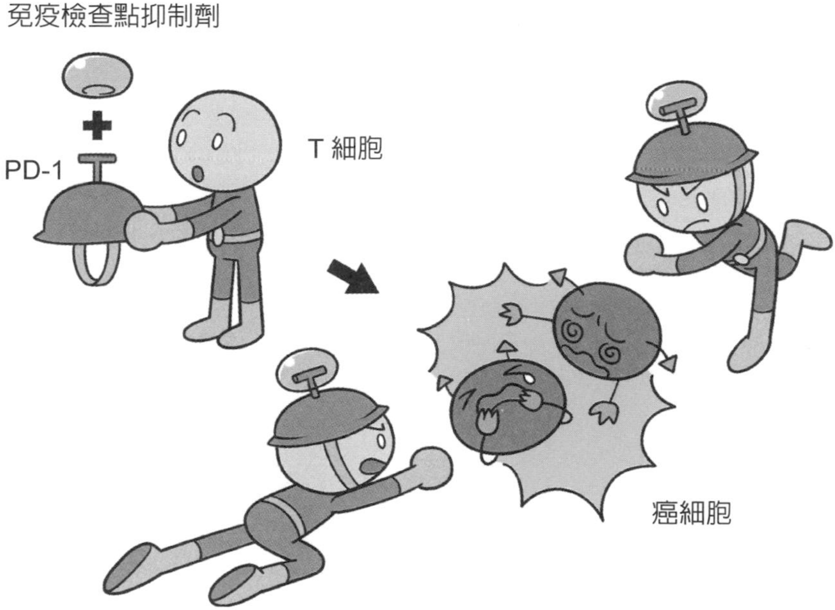


▲ 有免疫檢查點抑制劑保護的 T 細胞，更能提升攻擊癌細胞的力量。

# 使用免疫療法時，應注意那些副作用？

使用免疫治療藥物時，需注意其不良反應的發生。因爲免疫治療是一種促進身體免疫系統的活化，因此可能會引起不同器官的不良反應。

常見的不良反應有皮膚發癢或是紅疹、疲倦以及腹瀉，其發生的時間較早，嚴重度並不高，給與局部用藥即可緩解。相較於化學治療所引起的較難以忍受的不良反應，免疫療法所產生的不良反應相對較緩和。但仍需要注意較少發生的不良反應，因爲有些不良反應一旦發生，可能會危及生命。

所以應於早期發現症狀時，即進行適當的處置，以便能防止症狀惡化，持續接受免疫藥物治療。

需特別注意的不良反應有下列兩種：

間質性肺部疾病：肺泡發炎所引起的疾病。即發炎症狀況加劇，肺泡會硬化而無法吸入足夠的空氣。初期症狀如下：

(1)喘不過氣、呼吸困難

(2)發燒

(3)沒有痰的乾咳（乾性咳嗽）

(4)胸痛

若查覺到這些症狀，請勿自己處置，務必立即與醫護人員聯繫，以利於後續的處置。

大腸炎、嚴重的腹瀉：初期症狀爲腹瀉、排便次數增加、腹部疼痛、黑便或血便。伴隨著這些症狀，也可能會有發燒的情形。

以上，會發生的不良反應雖然很低，但嚴重時仍會危及生命，所以需要特別注意。

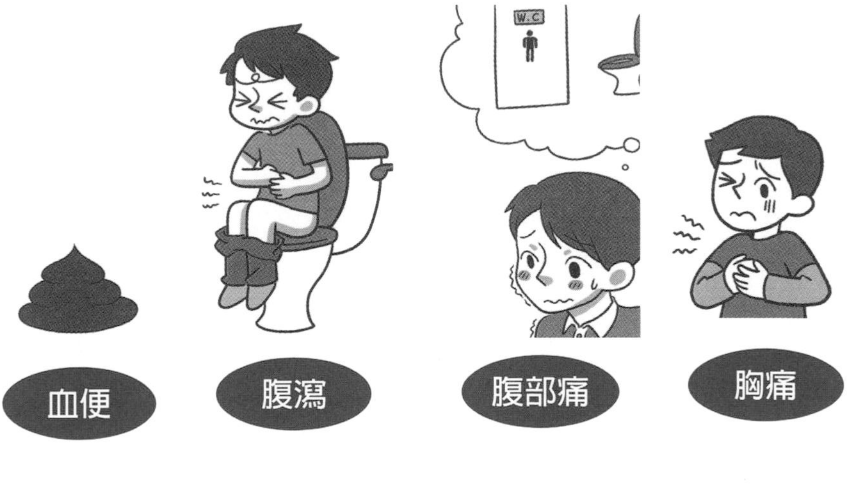

發燒、嘔吐、身體疼痛、精神狀態的變化、記憶障礙、頸部僵硬。

▶有罹患腦癌的疑慮。

出現乾咳、喘不過氣、呼吸困難、胸痛、發燒。

▶有間質性肺部疾病的疑慮。

白斑、白髮(主要是黑色素瘤患者)。

▶皮膚或頭髮可能有脫色的症狀。

出現血辨惑黑便、腹部疼痛伴隨腹瀉、排便次數增加、腸胃蠕動異常。

▶有可能是大腸炎。

紅腫、浮腫、胸部疼痛。

▶有靜脈血栓栓塞的疑慮。

皮膚搔癢、發疹、眼睛充血。

▶可能引起皮膚病。

出現水泡、嚴重的口腔炎、黏膜潰爛。

▶可能會產生嚴重的皮膚病。

對於肺、肝臟、腎臟、皮膚等產生過度免疫反應。

▶可能會有發燒的情況。

## 免疫藥物治療可能發生的副作用

易感到疲勞(倦怠感)、體重增減、行為上的變化(性慾減低、焦躁、健忘等)、脫髮、畏寒、便秘、意識模糊、全身無力、嘔心嘔吐、反胃、食慾不良。

▶有必要做甲狀腺、腦下垂體、腎上腺檢測。

發燒、皮膚或眼白部分呈現黃色、尿液變黃、容易疲倦、右腹疼痛。

▶有肝功能障礙的疑慮。

排尿量減少、血尿、嚴重浮腫、腳踝腫脹、排尿困難、發燒。

▶有腎功能障礙的疑慮。

易口渴、喝得多、頻尿、體重減少。

▶有第一型糖尿病的疑慮。

運動神經麻痺、感覺神經麻痺、手腳發麻、手腳疼痛。

▶有神經障礙的疑慮。

呼吸困難、腳或手腕無法使力、看到疊影(複視)、眼瞼沉重。

▶有可能引起重症肌無力、肌肉炎。

# 攝護腺癌可以使用免疫療法嗎？

癌症免疫療法，特別是免疫檢查點抑制劑在不同癌症的臨床試驗非常多，而使用在泌尿系統方面的癌症（包含腎臟癌、泌尿上皮癌、攝護腺癌）的臨床試驗也不惶多讓。目前在泌尿道的癌症種類當中，免疫檢查點抑制劑已取得腎臟癌（Nivolumab）以及泌尿上皮癌（Nivolumab,Pembrolizumab,Atezolizumab）的核准。然而免疫治療使用於攝護腺癌的治療的狀況又是如何呢？

這就要從攝護腺癌本身的腫瘤微環境談論起，目前的免疫治療大部分著重在轉移性的癌症，而免疫治療在攝護腺癌當中，又以荷爾蒙治療失效後的轉移性攝護腺癌（mCRPC）爲主要臨床試驗的目標族群，這和轉移性腎臟癌以及泌尿上皮癌症的腫瘤微環境大不相同，轉移性攝護腺癌（mCRPC）其主要的腫瘤微環境大多環繞著抑制性的免疫細胞，縱使有很多的 PD-L1 物質，但因爲抑制性的免疫細胞過多，因此單獨使用一種免疫治療藥物其成效在轉移性攝護腺癌（mCRPC）相對有限，必須要有合適的生物標誌（biomarker）才能提高其治療的成效。

其生物標誌包含微衛星不穩定（MSI-H）以及DNA修復基因變異（DDR mutation），這兩種生物標誌可讓腫瘤突變量增高，依過去研究顯示腫瘤突變量越高，其使用免疫治療的成效就越好。目前腫瘤突變量最高的癌症爲黑色素瘤，其次爲肺癌以及泌尿上皮癌，而一般攝護腺癌的腫瘤突變量並不高，但如果帶有微衛星不穩定以及DNA修復基因變異，便會使腫瘤突變量升高，但這種比例非常低，因此單獨使用一種免疫治療藥物無法嘉惠大部分的mCRPC病患。

最近美國以及歐洲癌症腫瘤學會有以下共識：爲因應單一使用的免疫治療在mCRPC所遇到的困境，合併免疫療法可能成爲mCRPC未來的免疫治療趨勢。而目前的臨床試驗也著重在合併免疫療法的研究，因爲合併免疫療法可以產生協同效果(synergestic effect)。臨床上可以一個免疫治療用藥加上化學治療藥物、免疫治療用藥加上荷爾蒙治療藥物、免疫治療用藥加上放射線治療、甚至兩種免疫治療用藥一起使用。而這些臨床目前皆在收案階段。另外，生物標誌的選取也是找尋適合使用免疫治療的mCRPC病患之重要因素之一，下列爲目前（2019年2月）正在進行的mCRPC臨床試驗，都是合併療法，希望在不久的將來能夠有佳音出現，造福廣大的攝護腺癌病患。

## 轉移性攝護腺癌（mCRPC）目前進行中的臨床試驗

| 臨床試驗 | 收案人數 | 使用藥物 |
|---|---|---|
| 第一期 | 45 | Atezolizumab+Radium 223<br>(single arm) |
| 第一 / 二期 | 400 | Cohort A :pembrolizumab + olaparib<br>Cohort B : pembrolizumab + docetaxel + prednisone<br>Cohort C :pembrolizumab +enzalutamide |
| 第二期 | 45 | Pembrolizumab+Radium 223 vs Radium 223 alone |
| 第二期 | 330 | Arm A : nivolumab +rucaparib<br>Arm B:nivolumab+ docetaxel+ predinisolone<br>Arm C : nivolumab+ enzalutamide |
| 第二期 | 74 | Durvalumab+Tremelimumab vs durvalumab alone |
| 第二期 | 90 | Nivolumab +Ipilimumab followed by nivolumab alone<br>(single arm) |
| 第三期 | 730 | Atezolizumab+Enzalutamide vs enzalutamide alone |

第4章

# 預防和保健

# 如何預防攝護腺癌？

攝護腺癌預防是男性普遍關心的問題，日常生活中攝護腺癌比較常見，它的發生對男性朋友健康有著極大的威脅，很多患者在患病期間飽受折磨，如果病患以及家屬能夠全面了解疾病的知識，對疾病的防護是非常有效的。那麼攝護腺癌應如何預防呢？

首先是定期體檢，50歲以上的男性定期檢查血清攝護腺特異抗原（PSA）和肛診檢查，如有家族史的人，更應提前於40歲就開始檢查，如果發現異樣，再輔以超音波檢查或進一步穿刺切片檢查，都能及早發現病變。

此外，還有以下幾種方式：

## 一、生活規律

維持一個規律健康的生活方式是非常重要的，能夠預防很多疾病的發生。一個規律的作息時間，合理的健康飲食對攝護腺有一定的保護作用。日常應該多飲水，有助於正常的排尿，透過尿液的沖洗，從尿道中排出攝護腺的分泌物，避免出現交叉感染的現象。

不憋尿，以免出現攝護腺包膜的張力增加，進一步誘發攝護腺增生。

## 二、加強運動

日常生活中，由於工作繁忙，很多人會忽略對體質的加強。而過於緊張的情緒，又嚴重影響了整個人的精神狀態。如果能夠在休息時間進行適當的體育活動，不僅能促進體內血液的循環，還能將細菌毒素進行稀釋。尤其工作需要久坐的人，更應該在閒暇時進行積極的活動，多走動也能夠避免攝護腺的充血，避免炎症的發生。

## 三、注意生殖器衛生

日常生活要注重生殖器的清潔這點是非常重要的，不僅能預防外部細菌的入侵，還能避免發炎性疾病的產生。可以洗溫水澡，或溫水坐浴，盡量不要穿緊身的衣服，促進攝護腺血液的正常循環。如果出現排尿習慣的改變，應該進行及時的檢查，避免引發攝護腺炎以及更多併發症的產生。

加強性教育，避免感染淋病、尖型濕疣等性病。保持清潔，避免陰部藏污納垢。

## 四、避免攝取過多脂肪

飲食方面要避免攝取過多的脂肪。脂肪攝取總量應控制在總熱量的15％以下，並限制糖和鹽的攝取。多食用新鮮蔬果和全穀類食物，以及含有茄紅素的抗氧化食物，如番茄、紅色西瓜；與含鋅的食物，如南瓜子、牡蠣等食物，因它含有高濃度的鋅，對男性的攝護腺組織與精蟲有正面的保護作用；另外，含硒的食物，如啤酒酵母粉、大蒜、洋蔥等也是保護細胞、避免自由基的侵襲，用以維持細胞的健康；此外，多食富含異黃酮和黃酮類，如黃豆、黃豆製品也可抑制男性荷爾蒙對攝護腺細胞的刺激。

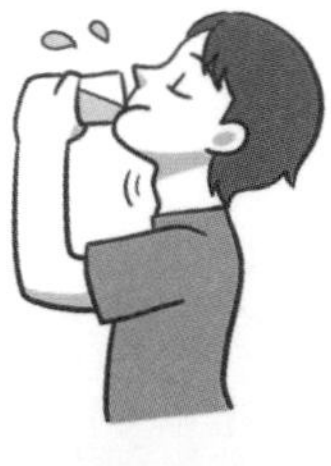

多喝水

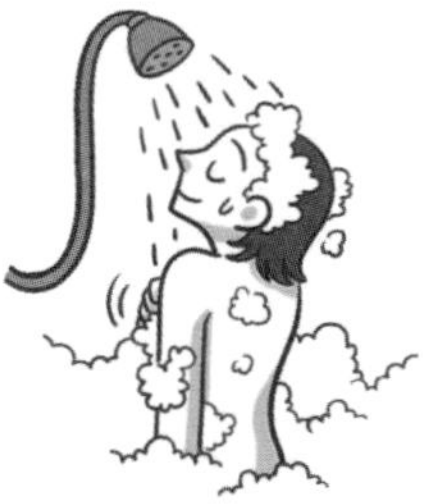

注重衛生清潔

加強性教育

## 預防攝護腺癌的方法

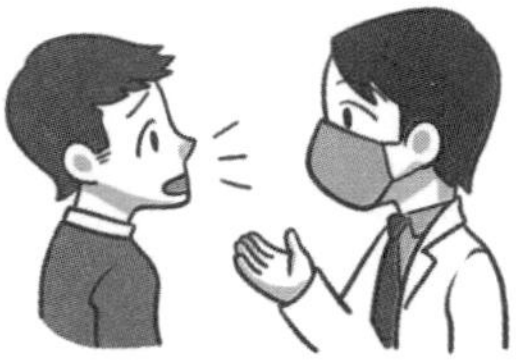

定期體檢

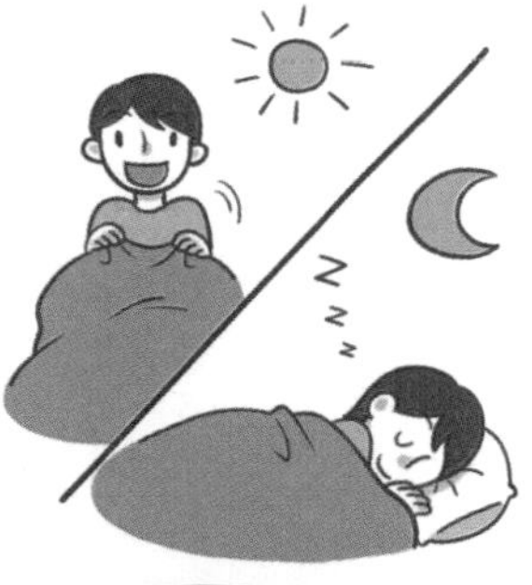

規律生活

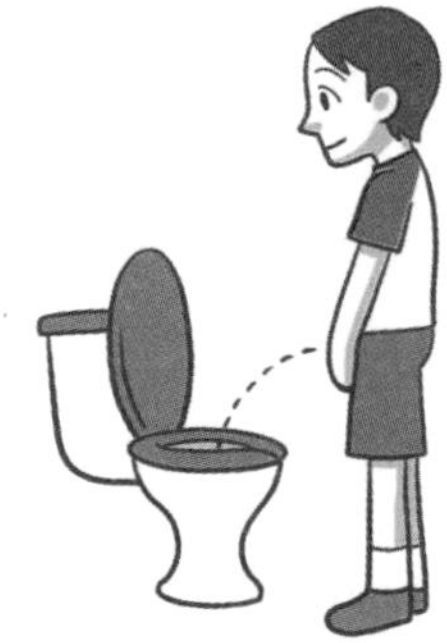

不憋尿

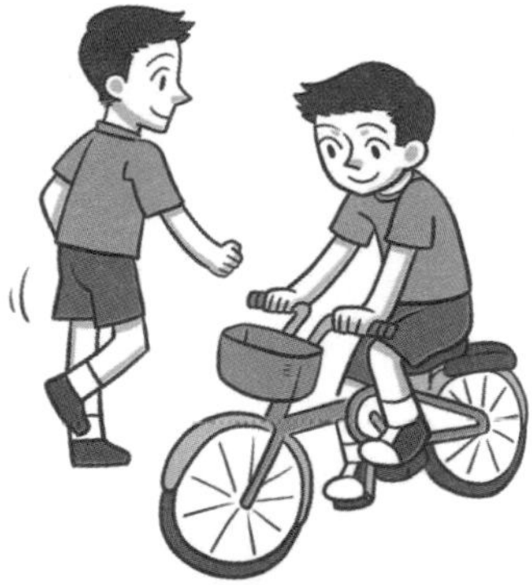

培養運動習慣

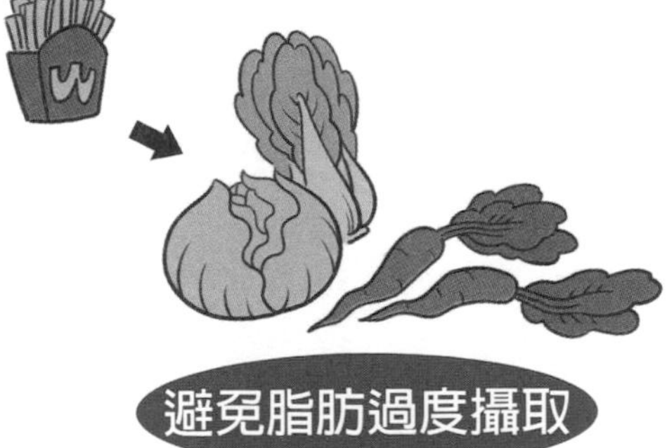

避免脂肪過度攝取

## 面對攝護腺癌，該如何調適心態？

當患者第一次聽到罹癌的消息，尤其是在毫無預兆的情況下，通常會感到震驚、害怕。當再三確認後，有些患者會感到麻木，或一切好像都不眞實；有些患者則是恐懼不安或沮喪；有些則是感到罪惡感或羞愧，用「否認」的態度來面對攝護腺癌，甚至不斷轉換多家醫院來再三確認。

待確診後，進入治療時，患者可能會因爲手術的疼痛，以及化學治療或放射線治療的副作用而難過，也可能會因爲失去社交活動、自由活動的能力，而心情低落，變得退縮封閉，不喜歡接觸人群。

治療過後，患者又得面臨復發的威脅，有的會極度關心身體的狀況，因此變得焦慮。若是復發，會再次面臨無法置信、憤怒、焦慮等情緒。有的患者會希望從另類療法中找到希望，有的則是轉換醫師和醫院來因應。

到了末期，患者通常會意識到攝護腺癌已難以挽回，並且預期死亡即將來臨。但仍害怕自己被家人親友放棄。

## 患者如何調適心情

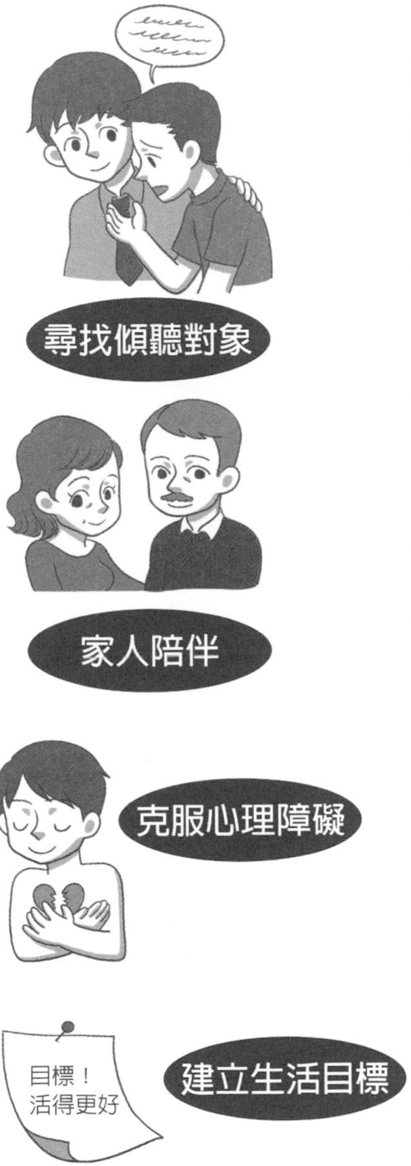
尋找傾聽對象
家人陪伴
克服心理障礙
目標！
活得更好
建立生活目標

在面對攝護腺癌所帶來的這一連串過程中，患者應該相信「癌症不等於死亡」，也不要自責，因爲長期的心理情緒困擾會壓抑人體的免疫防禦系統，削弱了抗癌的能力。患者應該要想辦法用正面的態度來因應困境，積極面對。若是手術引起的性功能以及排尿功能障礙，造成心理調適不良，可和家人一起來因應。

如果有情緒起伏，也不要因此感到有罪惡感。可尋找願意傾聽、願意提供支持的醫療團隊，多與家人或親友聯繫溝通；或參加病友團體，以別人的經驗作爲參考。重新找回自己的生活目標，給自己一個的方向，一個活下去的理由。

## 攝護腺癌患者要面對哪些生活與挑戰？

要和嚴重疾病共存其實是不容易的。癌症患者和其照顧者也將面臨許多困難與挑戰。攝護腺癌不僅會影響患者健康，也會對患者家屬產生嚴重的衝擊，尤其是配偶。

患者的另一半對於患者的治療選擇和最後決定極具影響力，她們雖然也經歷著和丈夫相同的問題：無助、壓抑、焦慮等，但她們不僅要面對自己的問題，還要給患者鼓勵和精神上的支持。

而伴侶會關心攝護腺癌治療對性生活所帶來的影響也是很自然的事。患者及家屬可以在治療期間或是治療後，分享彼此的關切，並幫助另一半表達他的愛，這會對他們有所幫助。能正視攝護腺癌所帶來的問題，夫妻之間的關係有時反而會變得更密切；同時因爲家屬的積極參與，也會讓攝護腺癌患者在面對疾病的態度更積極正向。

患者也可能會擔心要如何保住他們的工作、照顧家庭，維持日常生活步調以及建立新的人際關係，這些都會造成心理上的問題。因此家人可以適度的加以疏導，切勿給予壓力，盡量讓患者回復正常的生活軌道。

## 攝護腺癌患者會面臨的問題

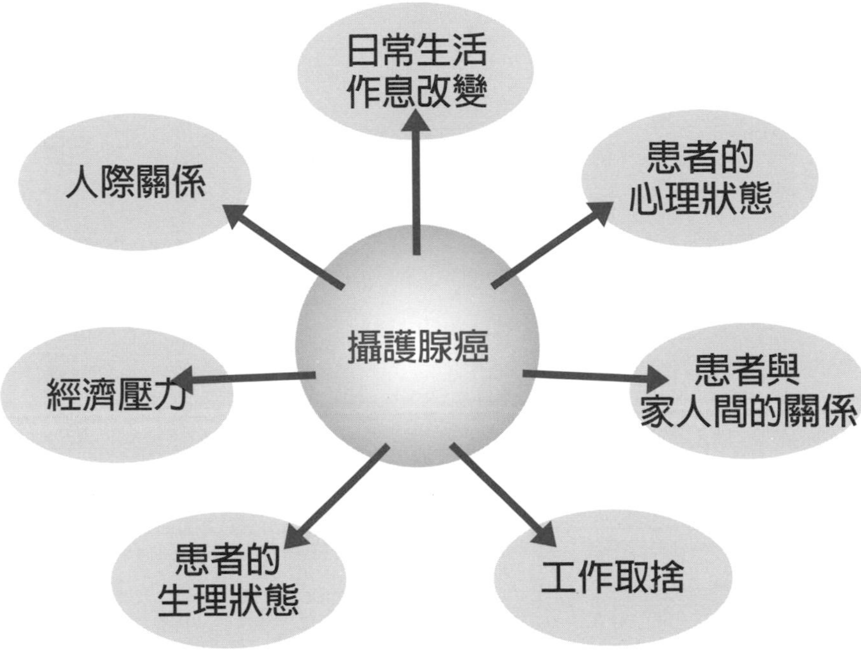

## 攝護腺癌患者能做哪些運動？

不論是站在預防的角度或是治療的角度，運動都是防治攝護腺癌很重要的一環。有研究發現，男性每週至少應做三小時的運動，才能預防攝護腺癌。另一項研究則發現，65歲以上男性每週若能至少運動三小時，那麼罹患末期攝護腺癌或因攝護腺癌死亡的危險會降低7成。

一般來說，罹患攝護腺癌的患者多屬於中高齡長者，所以平時就宜養成適量運動、休息和規律的生活，而且攝護腺癌患者的運動方式以慢走及散步比較適合。

- 輕快的散步：美國加州大學舊金山分校研究顯示，輕快的散步有助延長攝護腺癌患者的壽命，患者一週至少以輕快的步伐走三小時，就可以抑制癌症惡化。
- 游泳：運動有助於保護心血管健康，還能幫助促進心肺功能，促進身體健康；運動也有助預防攝護腺癌的功效。研究也指出，每天游泳就是預防攝護腺癌的有效方法之一。游泳可以改善身體免的疫系統，並促進攝護腺癌血液淋巴循環，使攝護腺液分泌更旺盛，進而降低攝護腺發炎症狀的產生。

## 哪些運動適合攝護腺癌患者

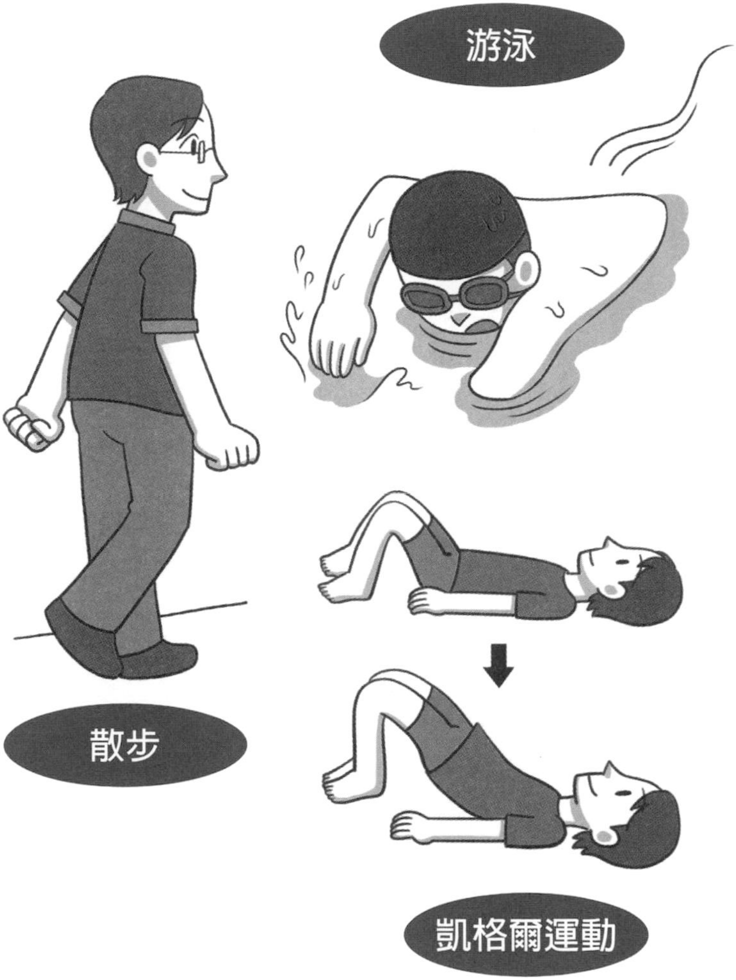

●**凱格爾提肛運動**：最早是由 Dr. Arnold Kegel 在一九四八年所提倡，這項運動是用來訓練骨盆腔底的肌肉群，以達到強化此肌肉群的功效，爲了紀念他，便稱此運動爲凱格爾運動。以下是凱格爾運動的作法：

(1)**訓練中止尿液**：在排尿時，故意中斷尿液約2～3秒；請在尿流很順暢時練習，骨盆腔肌肉的收縮才會有力。持續練習，直到可以隨心所欲控制排尿爲止。

(2)**骨盆腔肌肉練習**：緊閉尿道及肛門口，收縮臀部的肌肉向上提肛，保持骨盆底肌肉收縮5秒，慢慢的放鬆5秒，重複收縮。持續每天三餐飯後練習，每次至少15遍以上。

(3)**培養生活中的骨盆收縮習慣**：不論坐著、站著、躺著都可以做；在工作或做家事等日常活動中也可隨時隨地做，持續練習約2個月就可以見到效果。若能持續骨盆底收縮的習慣3～6個月，效果會更顯著。

然而，如果是攝護腺病患術後，運動則不宜太過劇烈，患者在運動過後，小便有急迫感或血尿，便要馬上休息，此時不可再做運動。

# 該如何從日常飲食中預防攝護腺癌？

飲食習慣被認爲是攝護腺癌相當重要的一個評估因素，飲食中攝取的營養素可能影響罹患攝護腺癌的危險性，不當的飲食會使罹患攝護腺癌的機率增高。有研究顯示，飲食習慣會影響到血液雄性素的濃度，若是食用飽和性/動物性脂肪、肉食、牛奶和奶製品的人，其雄性素濃度會比素食者高，因此罹患攝護腺癌的機會也較高。因此限制脂肪的攝取量是必要的，建議應將每日的脂肪攝取量降低到總熱量的20%以下，才能降低攝護腺癌的罹患率。

(1)爲了減少飲食中脂肪的攝入，應該吃低脂食物，低脂肪的乳製品，食物中少加油，吃瘦肉。

(2)多吃豆類和蔬菜：西方人較少吃豆製品的習慣，亞洲人喜歡吃的豆製品中確實藏有攝護腺癌的剋星。大豆中的異黃酮能降低雄性激素，並抑制和殺死癌細胞。除了白菜外，還有花菜、西藍花等蔬菜也有防治攝護腺癌的功效。每天還可以吃點亞麻籽、番茄。番茄含有茄紅素，對攝護腺癌有防治作用。

(3)有相關研究顯示，亞洲人喝綠茶的習慣對防治攝護腺疾病也有一定作用。隨著喝茶的數量和時間的遞增，綠茶的作用就表現得越明顯。若必要喝酒時也只能喝酒精含量較低的紅酒。

(4)每天攝取兩千毫克以上的鈣可能導致攝護腺癌的風險增加三倍。但爲了骨骼健康和預防骨質疏鬆，每天適量的鈣攝取是必要的，建議每天攝取一千～一千二百毫克的鈣。

(5)紅色肉類危險大：攝護腺疾病的發病率與男性的雄性激素、脂肪和膽固醇的攝取量以及生活方式有關，其中最關鍵的因素是飲食習慣。中國，男性罹患攝護腺癌的幾率不超過十萬分之三十；但在歐、美國家，攝護腺癌的發病率幾乎是中國20～25倍。

## 降低攝護腺癌的日常飲食

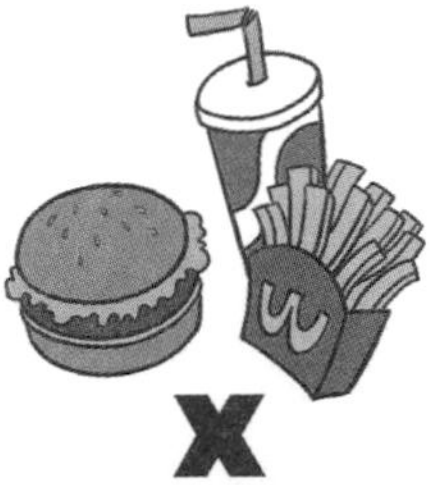

少油低脂

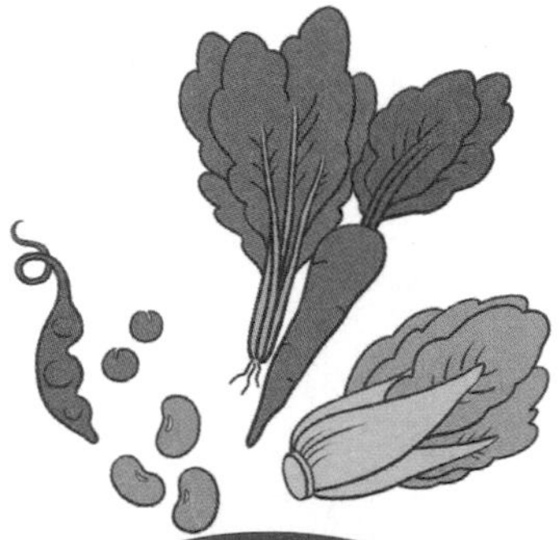

多攝取豆類與蔬菜

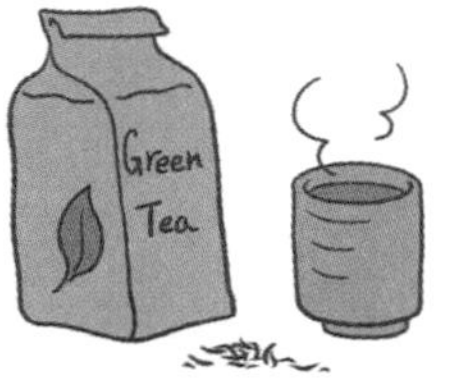


多喝綠茶

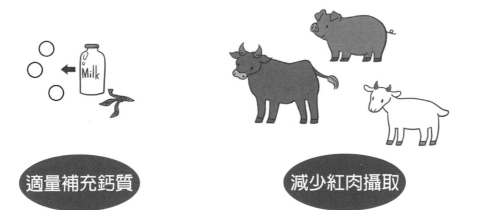

適量補充鈣質

減少紅肉攝取

# 荷爾蒙治療無效性
# **攝護腺癌**
# 的治療新選擇

攝護腺癌是目前台灣男性癌症發生率排名第五，死亡率第七，每年大約診斷出高達7,000個新診斷攝護癌病友，是國人成年男性重要的健康議題，目前已有許多藥物證明能有效延長病友之存活期。

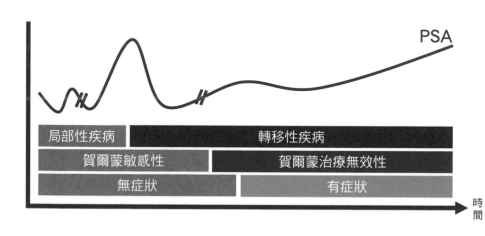

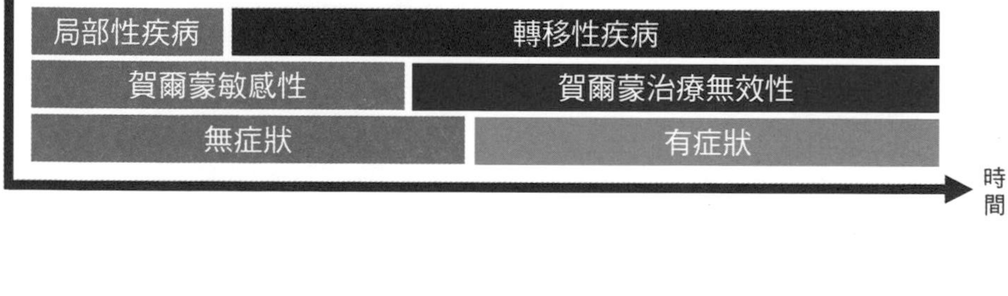

## 荷爾蒙治療無效後，還有什麼治療？

當用注射型抗荷爾蒙藥物治療（或雙側睪丸切除術）後，攝護腺特異抗原(PSA)值仍然在升高，即代表荷爾蒙治療無效，又稱為去勢抗性攝護腺癌。依照病人是否發生轉移，能有不同的藥物為病友延長存活期，並維持生活品質。

### 未發生轉移

新一代
抗荷爾蒙藥物
Darolutamide,
Apalutamide,
Enzalutamide

- 已證實在未轉移去勢抗性之病友有效**延長發生轉移的時間**，因為一旦發生轉移病友的生活品質會明顯降低，死亡風險也會大增。
- 目前針對**高風險（PSA 倍增於十個月內）**的病友，已有藥物健保給付，可經與醫師討論後在考量療效、安全性及藥物交互作用下，選擇最適合的藥物治療。

### 有發生轉移

新一代
抗荷爾蒙藥物
Abiraterone
Enzalutamide

體內
放射線治療
Radium-223

化學治療
Docetaxel,
Cabazitaxel

- 以上三大類的藥品都證實有效消滅癌細胞，並能夠有效延長病友之存活期，維持或改善生活品質（如減緩疼痛）。
- 部分已有藥物健保給付，可經與醫師討論後，選擇最適合的藥物治療。

*PSA: Prostate Specific Antigen, **攝護腺特異抗原**

國家圖書館出版品預行編目（CIP）資料

攝護腺癌：男性的隱形殺手：年過 40 的男人，都該知道的攝護腺問題 / 黃一勝著 . -- 二版 . -- 臺中市：晨星，2019.09　面；公分 . --（專科一本通；14）

ISBN 978-986-443-026-0（平裝）

1. 前列腺疾病　2. 保健常識

415.87　　108015044

專科一本通 14

男性的隱形殺手
# 攝護腺癌 [ 增訂版 ]
—— 年過 40 的男人，都該知道的攝護腺問題

作者　黃 一 勝
主編　莊 雅 琦
編輯　莊 雅 琦 、 吳 怡 蓁
網路編輯　柯 冠 志
美術編輯　林 姿 秀
封面設計　王 大 可
內頁繪圖　腐 貓 君

可至線上填回函！

創辦人　陳 銘 民
發行所　晨星出版有限公司
407 台中市西屯區工業 30 路 1 號 1 樓
TEL：（04）23595820
FAX：（04）23550581
health119 @morningstar.com.tw
行政院新聞局局版台業字第 2500 號
法律顧問　陳 思 成 律師
初版　西元 2015 年 03 月 01 日
二版　西元 2019 年 09 月 23 日
二版二刷　西元 2022 年 02 月 10 日

讀者服務專線　TEL：（02）23672044 /（04）23595819#212
讀者傳真專線　FAX：（02）23635741 /（04）23595493
讀者專用信箱　service @morningstar.com.tw
網路書店　http://www.morningstar.com.tw
郵政劃撥　15060393（知己圖書股份有限公司）
印刷　上好印刷股份有限公司

定價 350 元
ISBN 978-986-443-026-0